广义经方

群贤仁智录 第一辑

主编 邓文斌 李 黎 张志伟

中国科学技术出版社
·北京·

图书在版编目（CIP）数据

广义经方群贤仁智录.第一辑 / 邓文斌，李黎，张志伟主编. — 北京：中国科学技术出版社，2021.4（2024.6 重印）

ISBN 978-7-5046-8972-6

Ⅰ.①广… Ⅱ.①邓… ②李… ③张… Ⅲ.①经方－汇编 Ⅳ.① R289.2

中国版本图书馆 CIP 数据核字 (2021) 第 028178 号

策划编辑	焦健姿　韩　翔
责任编辑	焦健姿
装帧设计	佳木水轩
责任印制	徐　飞

出　　版	中国科学技术出版社
发　　行	中国科学技术出版社有限公司
地　　址	北京市海淀区中关村南大街 16 号
邮　　编	100081
发行电话	010-62173865
传　　真	010-62179148
网　　址	http://www.cspbooks.com.cn

开　　本	710mm×1000mm　1/16
字　　数	199 千字
印　　张	16
版　　次	2021 年 4 月第 1 版
印　　次	2024 年 6 月第 2 次印刷
印　　刷	河北环京美印刷有限公司
书　　号	ISBN 978-7-5046-8972-6 / R·2665
定　　价	59.00 元

编著者名单

主　编　邓文斌　李　黎　张志伟

副主编　王京良　何红霞　马　鹏

编著者　（以姓氏笔画为序）

王　谦	王　燕	王宪武	王家祥	尤允亚
卢　媛	冯　锐	冯云萍	刘小青	刘秀华
许先勇	李文学	杨富常	吴树春	沈仁军
张堂江	陈　浩	陈乡钱	欧义彪	尚成荣
原向红	郭寿泉	黄　艳	曹本贵	渠建军
梁红全	喻凤鸣	蒲　伟	路军贞	廖忠培
黎静萍	魏委禾			

内容提要

中医学在漫长的发展过程中，逐步形成了自己的学术体系。它不是一成不变的，而是在长期的医疗实践中逐步形成和不断发展的，是理、法、方、药的有机组合。随着中医热的兴起，又掀起了一股学习中医经典的浪潮，其中经方一直是大家研究的热点与重点。然而经方究竟该如何使用，归根究底还是要适用于临床，符合病情辨证。

本书以《伤寒论》《金匮要略》《神农本草经》等中医经典论著为理论依据，共分为三篇。方药内治篇，详细剖析了经方、时方、验方的辨证要点、合方加减运用、注意事项及类方鉴别等。外治合用篇，则从中医外治法入手，展示了火针、穴位埋线、穴位贴敷、小儿推拿、熏洗等在中医临证中的具体应用。经方临证篇，实例列举了作者在临床中所遇常见病、多发病的治疗经验，方便读者在理解药与方的前提下，上下对照、合而用之，更好地服务于临床。全书博而不杂，约而不漏，非常适合广大中医爱好者阅读参考，对临床医师的辨证治疗亦有不俗的参考价值。

自　序

曾几何时，我们还在教室里聆听老师的教诲，做作业、背条文、复习、应考……日复一日，年复一年。学医是一件苦行僧的事业，我们必须活到老，学到老。医学知识在不断地更新，我们唯有不停地给自己"充电""加餐"，才能不被这个医学时代所抛弃，才能更好地武装充实自己，藉以实现我们初入医门时许下的"济世活人"的弘愿。

我非常庆幸身处一个美好的时代，时代起东风，网络搭舞台。2016年一群有志于中医传承与交流的朋友们，在邓文斌老师的大力倡导和主持下，成立了"广义经方实战技术交流群"。群里每周3次定时授课，均由来自全国各地的实战中医名家主讲，平时大家可以自由讨论，这些都是自发的、公益性的。群内风气良好，群友学习热情高涨。由于人数不断增加，"广义经方实战技术交流群"已由当初的1个群发展为6个群，每当夜幕降临，大家便一起赴心灵之约。在这里，我们讲成功、失败，谈心得、感悟，学习内、外、妇、儿、杂，天南海北、古今中外，无所不涉。既讲业务上的苦与甜，也讲生活中的辛与酸。尽管医者的道德良知与现实生活中的收获相去甚远，医患关系又让我们不得不如临深渊、如履薄冰，但是我们更看重自己在理、法、术、方、药上的进步与提高，努力让自己的技术精益求精，为患者解除痛苦，给自己一个相对安全的环境。

我们钟情于夜的宁静，更享受夜的温馨。在这里，我们组建了一个很大很大的"家"，全家人都用心呵护着她。在这喧嚣的尘世，辟一湾静谧的港口，我们彼此依靠、相亲相爱，敞开心扉地诉说，毫无保留、无拘无束，心性空灵而纤尘不染……

择一个恰当的契机，把这些心语交流和时空对话集结成文字，用它来记录我们的"夜生活"，多年以后，回眸这段心路历程，我们一定会感谢现在努力的自己……

"江南诸师秘仲景要方不传"的时代早已离我们远去，如今的我们，正如一位老师所说，"我把这些经验传授给你们，就相当于我分身成了无数个自己，这样就可以更好地为大家服务了"，这就是新时代的大医情怀。做人需要情商，做医生更需要情怀，悲天悯人、感同身受、换位思考，即所谓"神仙手眼、菩萨心肠"。

"汇百川之流以成大海"，中医人更需要包容，学习借鉴他人之长，补足自己的短板，方能成就完美的自己。这正是广义经方的宗旨——兼收并蓄，大道至简。

感谢在我们成长过程中，给予支持与帮助的朋友，感谢提携与指点我们的前辈专家！感谢小伙伴们的坚持与不懈努力。相信，只要保持积极进取的心态，不离不弃的守候，开放共享的治学风格，我们一定会在"广义经方"这条道路上走得更久、更远、更稳健！

本书内容宽泛博杂，其中经方特色是我们的初衷，也是主色调，希望对众多中医同道有所裨益。文中所述、所论，难免一家之言，不当之处，敬请赐教与斧正！

邓文斌　李　黎

仁心仁术济苍生，至精至诚话医德

（代前言）

大德至圣先师孔子认为，人的一生需要做四件事，即"志于道，据于德，依于仁，游于艺"。《左传·襄公二十四年》载："太上有立德，其次有立功，其次有立言，虽久不废，此之谓不朽"，即三不朽、三立。千百年来，人们对"德"的重视程度，等同于甚至超越生命。

人的启蒙教育来自于父母长辈的言传身教，成年之后，有来自社会的教育和自我教育，如遵守职业道德、社会公德。俗话说：学习不好是次品，身体不好是废品，品德不好是危险品。

中华医学博大精深，源远流长，继承和发扬中医学是当代中医人义不容辞的责任。"继承不泥古，发展不离宗"，在中医学这条漫漫长路上，前人为之求索、奋斗，在各自的领域独领风骚。时代在进步，社会要发展，我们要为这一古老的陈年老窖，注入新的催化剂，让它在新的历史时期散发出新的芬芳……

改革开放以来，医学教育的门槛降低，一些心术不正、道德缺如的人也走了进来，搅乱了这"一池春水"，以至于世风日下，人心不古；恩礼渐衰，伦理乖戾。在物欲横流的时代，给自己的心灵深处开辟一方净土，提升自己的道德底线。修身立德是一份重要的精神财富，也是一种美的享受。今之庸医大抵有二：其一是技术低劣、不思进取、不学无术、急功近利、断章取义、招摇撞骗；其二是有才无德、恃才傲物、以术敛财、邀名逐利、居功自傲、独孤医林。此二者皆可谓苍生之祸，含灵巨贼。

纵观历代先贤圣哲，横比当今大师名家，倍觉实至名归者寡，沽名钓誉者众。遂感伤于医圣药王之术，继之者灿若星汉；大医精诚之仁，修之者零落萧疏。独怆然而抚膺……今之为师、为医者，十之八九都忽略了医德教育。殊不知，以道御术，悬壶济世。用道德和良知驾驭专业技术，才能成为良医明师。作为医生要有医德，作为中医人更要有情怀，这个情怀一定是悲天悯人，以苍生为大念，渡人修己。

万卷易得，良师难求。中医的传承需要明师的引领。漫长的中医之路，除了知识的积累，更重要的是修心立德。医技医术固然重要，但更应注重医德医风的培育和修炼。多年的历练让我深感："医者，仁术也。若止获术而心不仁，则贪医足以误世人命；或若心仁而无术，则庸医足以杀人，而人与己皆不晓。"

古中医要传承发扬，一定不能丢了医德教育，历代先贤早就给我们树立了规范。为此，我希望当代中医教育能以《大医精诚》为蓝本，旁参各家医论医话，另辟一堂独具中医特色的医德课，并将其置之于各科之首，这样造就出来的后起新秀才能引领时代潮流，才能在中医界走得更稳、更远、更久！

最后，以近现代中医大家岳美中先生的座右铭与诸君共勉：治心何日能忘我，操术随时可误人！

李　黎

目　录

方药内治篇

外治合用篇

经方临证篇

方药内治篇

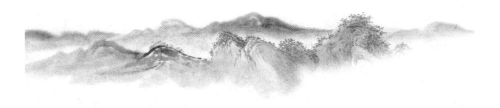

一、方证

方证是经方医学的重中之重，是经方医学的精华所在，是每个经方医生追求一生的东西，是看好疾病的绝活，下面我们来具体解析几个方证佐证一下。

（一）葛根汤证

1. 原文

太阳病，项背强几几，无汗恶风，葛根汤主之。

太阳与阳明合病者，必自下利，葛根汤主之。

葛根四两　麻黄三两　桂枝二两　芍药二两　生姜三两　炙甘草二两　大枣十二枚

上七味，以水一斗，先煮麻黄、葛根，减二升，去白沫，内诸药，煮取三升，去滓，温服一升，覆取微似汗。余如桂枝法将息及禁忌，诸汤皆仿此。

2. 方解

框架组成：本方由桂枝汤加葛根四两、麻黄三两组成，减桂枝、芍药为二两。

桂枝合甘草，辛甘发散为阳，以巩固外在的卫阳之气，还可保护内在营阴；芍药合甘草，酸甘生津，以保护津液，提供营养给内环境，还可提供营养给卫气（与外邪斗争要消耗营养）；生姜、大枣、甘草可保护脾胃。麻黄与葛根协助桂枝解表，以祛外邪，巩固卫气；葛根与芍药甘草汤同用，可生津补液，增加营分阴阳，有利于抗外邪，同时防止麻黄、桂枝太过发散而伤津。《神农本草经》载：麻黄味苦温，主中风伤寒头痛温疟，发表，出汗，祛邪热气，止咳逆上气，除寒热，破癥坚积聚。《名医别录》言：葛根疗伤寒中风头痛，解肌发表，出汗，开腠理，疗金疮止痛、胁风痛。生根汁，大寒，疗消渴，伤寒壮热。

药证：桂枝、芍药，调和营卫；桂枝、芍药、甘草、葛根，祛项背痛；甘草、生姜、大枣，生津护脾；芍药、甘草，生津缓急；葛根、芍药、甘草，生津止痉；麻黄、桂枝、葛根，发散，以解除太阳表邪郁闭；桂枝、甘草，协助麻黄、葛根解表，同时可以抵消麻黄引起的心悸；麻黄、甘草，消肿散水湿。

方歌：四三葛麻枣十二，三两生姜二桂草。

3. 辨证要点

(1) 太阳表实，无汗，怕冷，恶寒发热。

(2) 脉浮紧，或浮数有力，或浮长。

(3) 葛根汤体质：脸色偏暗，毛孔粗大，痤疮色暗，易形成瘀斑、瘀点。

(4) 颈项强直，或后背某个部位强直疼痛，无恶寒发热，或下利等。

(5) 外感或吹风后胃痛，或衣服敞开后腹泻（胃肠型感冒），或有尿道感染等表现。这里特别说明，表证不单纯指体表，还包括肠道、泌尿道等部分。

(6)《医宗金鉴》:"葛根浮长表阳明,缘缘面赤额头痛,发热恶寒而无汗,目痛,鼻干,卧不宁。"

4. 病机辨证

太阳表实热证。

5. 临床运用

(1) 狭义太阳表实证:外感伴头项紧、强直,头痛,头昏,流涕,恶寒发热,身疼痛,或伴下利。

(2) 广义太阳表实证:只要有项背强痛,肌肉紧张,不爱出汗,或上背部某个地方疼痛,口中和,脉弦紧或浮紧,或沉紧,即使没有发热恶寒、流涕等外感症状,也可以认为是葛根汤证,如腰椎间盘突出症、颈椎病、腰背疼痛等表现为葛根汤证时就可以运用。

(3) 面部疮疡:麻黄体质的女性,伴有痛经或月经不调或有面生疮疡,体壮,不爱出汗,酒糟鼻,面部脂溢性皮炎等。

(4) 头面部五官科疾病属太阳表实证者:如鼻炎、耳鸣、耳聋、中耳炎、结膜炎等。

(5) 痛经:麻黄体质的女性实证痛经。

(6) 皮肤病:荨麻疹急性剧烈发作、带状疱疹早期等也有葛根汤证。

(7) 面瘫,口眼㖞斜,或张口困难,面肌痉挛,口噤不得语等属太阳表实证者。

(8) 麻黄体质者疲倦时,可以作为提神剂,以治疗疲倦、困倦。

(9) 其他,如小儿遗尿、重症肌无力、醉酒、不明原因流泪、膝关节积液、痔疮疼痛(痔疮不仅有热证,也有寒证)等。

6. 合方加减运用

(1) 葛根汤加茯苓、白术、附子(太阳、太阴、少阴病),相当于葛根汤加真武汤,是非常美妙的,效果也很独特。

(2) 葛根汤合麻黄附子细辛汤（太阳、少阳合并证），用于治疗痹证、腰椎间盘突出、骨质增生等引起的腰背痛。

(3) 葛根汤合小柴胡汤或大柴胡汤，用于太阳、少阳、阳明病，治疗外感发热。

(4) 葛根汤合桂枝茯苓丸（太阳夹瘀证），治疗月经病，或痤疮、面部疮疡，或脑血管疾病。

(5) 葛根汤合当归芍药散，治疗爪甲干枯、心悸、贫血等虚证，皮肤病，妇科病。

(6) 葛根汤合乌头汤，用于太阳、少阴痛证。

(7) 葛根汤加川芎、桔梗、黄芩、石膏、辛夷，治疗鼻炎、鼻痈、鼻息肉、鼻窦炎。

(8) 葛根汤合苓桂术甘汤，用于外感风寒伴腹泻。

(9) 葛根汤加半夏，相当于葛根汤加半夏汤或半夏散，治疗咽喉痛。

(10) 葛根汤加桔梗、枳实，即葛根汤加桔梗甘草汤，治疗咽喉疼痛化脓。

(11) 葛根汤加薏苡仁，治疗葛根汤证伴关节肿痛。

(12) 葛根汤加荆芥、大黄，治疗疳疮梅毒。

(13) 葛根汤合芎黄散，治疗湿疹。

(14) 葛根汤合肾着汤，治疗太阳、太阴腰痛及身痛。

(15) 葛根汤合温清饮，治疗太阳合并阳明皮肤病。

(16) 葛根汤加独活、地黄，治疗产后中风。

(17) 葛根汤加石膏、桔梗、大黄，治疗咽喉炎、腮腺炎。

7. 注意事项

(1) 麻黄三两（45g），先煎去沫。麻黄用量超过 12g 时，就必须先煎去沫。

(2) 葛根四两（60g），有时也可用 40～120g，甚至 300～500g 之多，一般不用去沫，治疗心血管疾病用粉葛根，治疗寒湿痹阻的痹证用柴葛根为好。

(3) 葛根汤不仅可治疗外感太阳表实证，还可以治疗无外感的广义太阳表实证，如皮肤病、妇科病、颈腰椎病等无流涕、恶寒、发热的病证。

8. 类方鉴别

(1) 桂枝汤治疗太阳表虚有汗的外感，葛根汤治疗太阳表实无汗的外感。

(2) 桂枝加葛根汤也可以用于颈项强直疼痛，但是桂枝加葛根汤是在桂枝汤太阳表虚（有汗）的基础上伴有的颈项强直；葛根汤是太阳表实（无汗）的强直。

(3) 麻黄汤也可以治疗太阳表实证之外感，还可以治疗咳喘；葛根汤治疗咳喘效果稍差。

(4) 大青龙汤治疗太阳表实不解伴严重烦躁；葛根汤不能治疗烦躁，只能解太阳表实证。

(5) 桂枝人参汤治下利乃表里双解，是人参汤所固有虚弱性下利伴有外感。

9. 临床验案

病案一 腹泻（毛进军《思考经方》）

袁某，女，12 岁，2012 年 11 月 18 日初诊。

主诉：头痛伴腹泻 1 周。

病史：患者素体虚寒，易患感冒、头痛。1 周前，因受风寒感冒，头痛症状比较突出，并伴腹泻，无法上学，在某诊所输液 3 天，又多日打针服药无明显疗效，求治。

刻诊：精神差，满头痛，时轻时重，轻度干呕，睡眠差，无头晕，心烦，口干渴喜温饮，口稍苦，无汗，纳食一般，轻度鼻塞流涕，轻度怕冷，不发热，无咽干咽痛，无汗，稀溏便，气味臭秽，每日4～6次，小便黄。舌淡嫩稍胖大，苔薄白滑，脉偏数，寸浮关尺弦细。X线片（鼻旁窦华氏位）示，鼻旁窦无异常。

六经脉证解析：头痛，恶寒，鼻塞流涕，无汗，脉寸浮，为太阳伤寒证。头痛，干呕，腹泻，稀溏便，舌淡嫩稍胖大，苔薄白滑，脉弦，为太阴病，上焦虚寒，寒饮内停，上逆下趋。稀溏便，气味臭秽，小便黄，心烦，口干，口渴喜饮，口稍苦，脉细数，为阳明病，湿热下利，津液不足。

病机：营卫郁闭，水热夹杂，下趋，寒饮上逆。

处方：葛根汤合吴茱萸汤。葛根30g，生麻黄15g，桂枝12g，白芍12g，炙甘草10g，吴茱萸15g，党参15g，生姜20g，大枣（掰开）8枚。4剂，每日1剂，水煎分3次服。

5天后患者电话告知，药后效果很好，头痛、腹泻全好了，有精神了，也能吃饭了。

病案二 肥厚性鼻炎（大平渝一氏《汉方与汉药》）

患者，男，40岁，药剂师。因肥厚性鼻炎而长年鼻塞，故常携带可卡因，以吸管滴鼻维持日常生活。偶一次在听汉方讲座时，将自己准备的可卡因瓶放在桌上，并排坐的龟田贞氏了解病情后，开葛根汤加川芎、黄芩、桔梗、辛夷、石膏处方。用此方后精神良好，1个月后，鼻塞若失，3个月治愈。

病案三 鼻塞（大塚敬节氏《汉方诊疗三十年》）

10岁少年，患有鼻炎，感冒后鼻塞，必须用口呼吸，头痛，时时恶寒，脉浮有力，无咳嗽。服用麻黄汤后，数分钟鼻塞愈，服药3日感冒亦愈。感冒时用麻黄汤,脉浮有力,恶寒,发热,或头痛,或身体疼痛,或鼻塞为其目标。

病案四 腰椎间盘突出症(邓文斌医案)

严某,男,53 岁,2016 年 8 月 17 日诊。

患者 2 年前因腰椎间盘突出,经多名医生医治无效,后来我处医治痊愈。10 天前因劳累后复受寒凉,致腰部伴双侧臀部酸胀,其他医生予以针灸推拿治疗,效果不明显,想到 2 年前在我处开方治愈,故而再次前来就诊。

刻诊:神疲,痛苦面容,自觉头部昏沉,周身疼痛,尤以腰臀部为甚,无热,恶寒怕冷,胃脘胀满,纳差,大便先结后溏,舌质白,边有齿痕,苔白嫩,右脉沉滑,左脉沉弦。

分析:无热恶寒,周身疼痛,腰痛,为广义太阳表实证;神疲,脉沉,属少阴病;头昏,胃脘胀满,齿痕舌,大便先结后溏,为太阴水饮证。

辨证:太阳、少阴、太阴合病。

处方:葛根汤加麻黄附子细辛汤化裁。柴葛根 90g,生麻黄(先煎 5 分钟倒掉药液,用药渣)30g,桂枝尖 25g,炒白芍 20g,炙甘草 20g,生姜 20g,大枣 20g,制川乌(与生姜、炙甘草一起,加蜂蜜先煎 1 小时)30g,北细辛 30g,茯苓 30g,生白术 40g,威灵仙 30g,土鳖虫(冲服)20g。3 剂。

煎服法:一次性加足量的冷水,川乌、炙甘草、生姜一起先煎 1 小时;其他药无须浸泡直接加入,再煎 1 小时。因北细辛量大,煎药时需敞开盖子,分 6 次喝完。剩下药渣再煎泡脚。

2016 年 9 月 6 日二诊:行走自如,周身疼痛消失,腰部仍有轻微酸胀,自述服药后大便稀溏,遂将生白术换成苍术,余药加大剂量,方剂和煎煮方法如下。

处方：柴葛根 90g，生麻黄（先煎 5 分钟倒掉药液，用药渣）40g，桂枝尖 30g，炒白芍 20g，炙甘草 20g，生姜 30g，制川乌 30g，细辛 30g，茯苓 30g，苍术 20g，威灵仙 30g，土鳖虫（冲服）20g。3 剂。

2016 年 9 月 15 日三诊：患者症状全消，自己要求配丸药以巩固，丸剂方药如下。

处方：柴葛根 90g，生麻黄 30g，桂枝 30g，炒白芍 20g，炙甘草 20g，生姜 30g，大枣 20g，制川乌 30g，茯苓 30g，苍术 20g，制附片 30g，蜈蚣 5 条。2 剂为丸。

后记：半年后偶遇患者，说一直没有复发过。我每遇此类患者均用葛根汤配合麻黄附子细辛汤或真武汤或《千金》附子汤，效果均非常满意。

病案五 头痛并眉棱骨痛（邓文斌医案）

丽某，女，41 岁，云南人，广义经方群员，2017 年 3 月 1 日初诊。

主诉：流清鼻涕，眉棱骨痛，眼睛酸胀。

刻诊：流清涕、眼睛酸胀，遇中药粉末后复发或加重，严重时咳喘、痰多、气不够用，甚至难以入睡。伴有恶风，怕冷，无汗，头痛，身上有时也会痛，眼睛酸胀、痒、疲劳，久视手机后加重，四肢凉、无力，膝关节处怕冷，手指麻木，口不干、不苦，无口臭，嘴唇微干，不想喝水，只能喝温水，不敢喝凉水，否则腹痛，大便偏稀，饮食正常，无胃胀及嗳气反酸，大便每日一次，大多数是初干后溏，小便清，舌质白，薄白苔，无齿痕，脉沉弱（学员自己摸脉后反馈）。

分析：流清涕，怕冷，无汗，身痛，头痛，眉棱骨酸痛，为太阳表实证；大便初干后溏，必须喝温水，喝冷水会腹痛，大便溏，手指麻木，为太阴证；口不干，没有口臭，排除阳明证，口不苦排除少阳证，所以最终定为太阳合并太阴病，葛根汤加选奇汤［选奇汤是《兰室秘藏》卷上中针对眉棱骨酸痛的专方：炙甘草、羌活、防风各 9g，酒黄芩 3g（冬月不用。如能食是热痛，倍加之）］再加茯苓、白术。因在外面办事不方便开方，遂让患者根据我的思路开方子，聪明的是她知道去掉选奇汤中的黄芩，那时她在我的广义经方教学班听课，知道自己寒湿重，所以去掉了酒黄芩。

辨证：太阳太阴合病。

处方：防风 20g，羌活 20g，炙甘草 20g，葛根 15g，麻黄 10g，桂枝 10g，生姜 20g，芍药 10g，大枣 12g，茯苓 15g，白术 15g。2 剂。

二诊：后来跟踪问效果如何，她说有效果，眉棱骨酸痛好转，其他症状缓解较慢，自己又服西药感冒药 1 次。我再次查看她写的医案和处方，主要是剂量太小（经方与剂量有一定的关系），还有就是没有兼顾少阴证。脉沉，四肢冷，四肢无力，就是少阴证。我告诉她不要再服西药，并重新调整剂量，葛根汤加选奇汤（去黄芩）加茯苓白术附子汤。

处方：柴葛根 40g，生麻黄（先煎去沫）15g，桂枝尖 25g，炒白芍 20g，炙甘草 15g，生姜 20g，大枣 15g，茯苓 30g，制附子 10g，炒白术 25g，防风 20g，羌活 10g。2 剂。附子、炙甘草先煎 30 分钟，其他药物不浸泡再煎 30 分钟，分 4 次喝完，药后反应效果好很多。

三诊：再次询问患者是否长期流清涕，长期膝关节冷，长期四肢凉。她回答是，那就调整药量，同时加细辛，构成麻黄附子细辛汤，以解太阳、少阴之表而发越伏邪。

处方：柴葛根 40g，麻黄（先煎去沫）15g，桂枝尖 25g，炒白芍 12g，生姜 20g，炙甘草 15g，大枣 15g，羌活 10g，防风 10g，茯苓 30g，炒白术 25g，荆芥 10g，制附子 15g，细辛 6g。附子、炙甘草先煎 30 分钟，其他药物不浸泡再煎 30 分钟，分 4 次喝完。

随访已愈。

病案六 外感身痛沉重（邓文斌医案）

马某，50 岁，四川绵阳涪城区人，2019 年 4 月 6 日就诊。

主诉：膝关节积液，一身疼痛，颈肩痛。

患者是我的老病号，以前在我这里治疗膝关节积液，用甘草附子汤加防己茯苓汤治愈后，他们一家人成为我的忠实朋友。患者在工地打工不方便前来，于是让妻子来诉说病情拿药。主要症状为怕冷，一身疼痛，颈肩痛。

辨证：太阳表实证合并太阴病。

处方：葛根汤加苓术 3 剂。

4 月 10 日二诊：服药后牙齿疼痛，眼睛不舒服，口干，口苦，舌质红，舌苔薄黄，脉浮弦滑，同时还有一诊的身疼痛，沉重，大便溏。

辨证：太阳、少阳、太阴证。

处方：葛根汤加苓术加小柴胡汤。生麻黄（先煎 5 分钟，倒掉药液，用药渣）20g，柴葛根 80g，桂枝 30g，炒白芍 20g，生姜 20g，大枣 15g，炙甘草 15g，柴胡根 20g，炒黄芩 15g，党参 12g，法半夏 15g，茯苓 30g，炒苍术 20g，3 剂。

用冷水浸泡 50 分钟，加足量的冷水，煮 50 分钟，去药渣再次煎煮 5 分钟，分 6 次喝完。

5 月 15 日三诊：患者又有身体沉重疼痛，再次来治疗。表现为恶寒，身体疼痛、沉重，不发热，眼睛红，牙齿疼痛，口干，口苦，大便稀溏，纳差，舌质白，舌苔白而上面罩黄，有齿痕，脉紧弦有力。辨为太阳、少阳、太阴证。方用葛根汤加柴胡桂枝干姜汤。

处方：生麻黄（先煎 5 分钟，倒掉药液，用药渣）30g，柴葛根

90g，油肉桂（后下）10g，炒芍药 20g，炙甘草 15g，大枣 15g，北柴胡根 30g，黄芩 15g，党参 15g，炒苍术 30g，天花粉（瓜蒌根）20g，干姜 10g，牡蛎 30g。3 剂，煎煮方法同一诊。

随访已愈。

（邓文斌　王家祥　刘秀华）

（二）半夏厚朴汤证

1. 原文

妇人咽中如有炙脔，半夏厚朴汤主之。

半夏一升　厚朴三两　茯苓四两　生姜五两　干苏叶二两

上五味，以水七升，煮取四升，分温四服，日三夜一服。

炙脔，比喻像有一块肉（痰涎、水饮等）堵塞在咽喉中一样，吐之不出，吞之不下，古人称之为"梅核气"，女性多见，临床运用绝对不仅仅局限于此。

2. 方解

本方是在小半夏加茯苓汤的基础上加味而成。小半夏加茯苓汤可降逆化饮、生津止渴，主要用于治疗痰湿水饮引起的恶心、呕吐。再加厚朴、紫苏叶，紫苏叶疏风止痒、止咳，同时解郁；厚朴苦温降气，又可温中化痰饮、水饮。厚朴下气除满，以散胸中滞气，重在行气，与半夏相伍，一化痰结，二行气滞，痰气并治，痰降则气行，郁开则痰降。《名医别录》中记载：紫苏叶主下气，除寒中。紫苏叶芳香宣郁，宣通胸中郁结之气，助厚朴顺气宽胸，同时可以解表，若表证较轻，梗塞感重者就用紫苏梗，气紧用紫苏子，或紫苏叶与紫苏子一起用，效果更好。生姜和胃降逆止呕，且制半夏之毒，同时生姜也可以发散表邪与水湿，以解表除湿。五药辛苦合用，辛以开结，苦能降逆，温以化痰，共奏行气散结、降逆化痰之功。

药证：半夏合生姜，可降逆，散痰散结，化水饮，止呕；半夏、生姜、茯苓，此为在小半夏汤基础上，再加化水饮、安神平冲之功；茯苓合半夏，以化痰；厚朴合紫苏叶，以行气解郁。

方歌：半夏厚朴苓苏姜，一升三四二五两。

3. 辨证要点

(1) 体质要求为半夏体质，体态丰满，多痰，性格多疑，想法怪异。

(2) 咽喉、口腔、鼻腔、耳道有异物感。

(3) 胃脘胀满不舒。

(4) 腹诊：一般腹部柔软，心下部有振水音。

(5) 失眠，心神不安。

(6) 特有神经症状：如心情低落，抑郁，喜欢孤独。

(7) 舌质白，舌苔白，脉弦滑。

4. 病机辨证

太阳合太阴痰湿水饮气滞证。

5. 临床运用

(1) 咽喉堵塞感、异物感，咽喉痒痛，咳嗽，干咳或有痰。

(2) 急、慢性支气管炎表现为咽喉不适者。

(3) 其他部位的异物感，如眼睛、耳道、鼻子等。

(4) 胃下垂、胃炎、食管反流等表现为胸－食管－咽喉不适者。

(5) 感冒后声音嘶哑，咽喉痛，声带水肿者。

(6) 腹胀，胃脘胀满，嗳气者。

(7) 顽固失眠，伴有情志问题，病情随情志变化而加减。

(8) 妊娠呕吐，咳嗽，或妇女闭经，行经伴情志异常者。

(9) 慢性腹泻与情志有关者。

(10) 急慢性皮肤病伴有咽喉异物，痰多，胸胁胀满，精神紧张者。

(11) 神经衰弱、神经官能症、恐惧症、郁证等以神经症状为主的疾病。

(12) 浮肿，颜面浮肿，阴囊水肿等水肿性疾病。

(13) 失眠伴有胃肠问题，或失眠伴有情志问题。

6. 合方加减运用

(1) 半夏厚朴汤合小柴胡汤，或半夏厚朴汤合大柴胡汤，也叫柴朴汤，治疗变异性咳嗽。

(2) 半夏厚朴汤合四逆散，亦称八味解郁汤，重点在"郁"，以解气郁，用于治疗咽喉炎、胃炎、失眠等疾病。半夏厚朴汤去生姜，加连翘、黄芩、栀子、枳实，即半夏厚朴汤去生姜加栀子厚朴汤，又称八味除烦汤，用于八味解郁汤证化热后出现烦躁者，重点在于除烦（火烦）。

(3) 半夏厚朴汤合五苓散，治疗太阴痰湿气滞加水湿水肿证，此病证多见于女性，半夏水肿体质者。

(4) 半夏厚朴汤合半夏散或汤加桔梗甘草汤，用于半夏厚朴汤证伴咽喉疼痛，咽喉不红，或红而不鲜艳，服用清热解毒药物无效者。

(5) 半夏厚朴汤合《外台》茯苓饮，治疗气滞里虚的腹胀，纳差。

(6) 半夏厚朴汤合杏苏散，即杏苏散加厚朴（舌苔白腻），用于外感，流清涕，咽喉痒伴阵发性剧烈咳嗽，服用清热解毒药物无效者。

(7) 失眠者，可以合并温胆汤（伴有惊恐），或合并酸枣仁汤（虚劳虚弱津亏），或合并栀子厚朴汤（伴有腹胀，烦躁，心中懊恼）。

(8) 半夏厚朴汤合桂枝汤，用于半夏厚朴汤证伴有外感表虚证者，出汗多，怕冷，恶风。

(9) 半夏厚朴汤合葛根汤，治疗半夏厚朴汤证伴有外感表实证，无汗，脉浮紧。

(10) 半夏厚朴汤加茯苓、甘草，治疗半夏厚朴汤证伴有胸闷，气短等（茯苓杏仁甘草汤）。

(11) 半夏厚朴汤加旋覆花、芍药、甘草，治疗太阳、太阴痰湿气滞久咳，对顽固咳嗽效果较佳，有伏邪者可加麻黄。

(12) 半夏厚朴汤合橘枳姜汤或上焦宣痹汤，治疗咽喉异物感，咳嗽，咳痰。

(13) 半夏厚朴汤合麦门冬汤，治疗寒热错杂性咽喉异物，咽喉不适。

(14) 半夏厚朴汤合麦门冬汤，治疗寒热错杂之咽喉炎，咳嗽。

7. 类方鉴别

(1) 麦门冬汤是阳明证，有热证，咳时满脸通红，舌红，口干欲饮，饮水能解渴，脉细数等，一派阳明热证；而半夏厚朴汤是寒证，舌质淡，苔白，痰白或无痰，脉多弦滑。

(2) 甘露消毒丹里有射干、浙贝母、石菖蒲、连翘、黄芩，对咽喉不适效果较好，可以治疗咽喉痒、痛、异物感，适用于阳明、太阴病有咽喉症状者，包括咽喉异物感、难治性咽喉疼痛、咽喉痒、咳嗽。

(3) 上焦宣痹汤治疗上焦湿邪气郁痞结引起的诸多咽喉问题，包括咽喉异物感，症状比半夏厚朴汤轻，有时可以合方运用。

(4) 四逆散是柴胡类方，阳气被郁，失于条达而引起嗳气，四肢冷，脉弦，胸胁胀满，治疗郁证属实证者；逍遥散是当归芍药散与小柴胡汤的变方，治疗太阴水饮加血虚的气滞虚证、郁证。

(5) 茯苓饮也有心下痞满，有振水音，茯苓饮治疗太阴虚实夹杂的痰湿气滞，以纳差为主，气滞为辅助；理中汤也有心下振水音，治疗太阴里虚寒湿水饮证，比半夏厚朴汤更加虚弱（血色不佳）和寒冷（下利、腹痛等）。

(6) 越鞠丸治疗五种郁证，如果用半夏代替栀子是纯寒实性郁证，不去栀子直接加半夏，那就是六郁，寒凉同用的郁证。

(7) 八味除烦汤，由半夏、厚朴、茯苓、紫苏叶、连翘、黄芩、栀子、枳实组成，相当于半夏厚朴汤去生姜，加栀子厚朴汤，用于治疗太阳、太阴、阳明火郁证。

(8) 甘麦大枣汤治疗无故哭泣，像神灵所作，呵欠等病证的郁证。

(9) 百合地黄汤治疗欲坐不能，欲睡不能，常默默，口苦，小便赤，如有神灵之郁证、百合病属阳明里虚热津亏证者。

(10) 小柴胡汤证之"默默不欲饮食"，是三焦枢机不利的郁证，大柴汤证之"郁郁微烦"是少阳三焦枢机不利，同时有阳明热结的郁证。

8. 注意事项

本方不能用于过度虚弱、腹部无力、脉无力的患者（大塚敬节）。

9. 临床验案

病案一 神经官能症（大塚敬节《汉方诊疗三十年》）

33 岁妇女，前年秋天曾为他人之子患百日咳而担心。因自己长期患风湿性关节炎，恐发展成心脏瓣膜病，极为不安，并悬念于心中。因此，一夜突然心脏如揪。以此形容感觉症状者，多为半夏厚朴汤证，甚为恐惧。自己诊脉，发现脉已停止跳动。急呼医生，经注射而愈。自此以后若与人交谈 30 分钟，则引起头痛、眩晕、心悸、饮食不进、呼吸急迫等发作，约 10 分钟，随即排出大量小便。此患者若无女佣人陪同，虽白日亦不敢外出，恐死于途中，为此将记有地址、姓名之纸片，放在身上。此乃是神经质妇女，服半夏厚朴汤 2 个月痊愈。

病案二 不眠症（荒木性次氏《古方药囊》）

40 岁妇女，数年前患不眠症久治不愈，伴有轻度咳嗽，亦数年不愈。予半夏厚朴汤，不眠症完全治愈。

病案三 癔病（荒木性次氏《古方药囊》）

一位妇女，数年来一直患癔病。主诉每年发作二三次，其将发前神经兴奋，出现癔病之情绪，随后觉胃之周围有块状物，突然上冲堵塞咽喉，此用半夏厚朴汤，奏大效。

病案四 顽固咳嗽（邓文斌医案）

李某，女，65岁，四川绵阳江油市人，2016年3月6日就诊。患者去年冬天感冒后引起咳嗽，迁延不愈，经过各种治疗都没有明显的效果，年后由女儿带来治疗，她女儿经常阅读我的经方医案，是我的忠实粉丝，认为我有办法。

刻诊：咳嗽，不停地呛咳、干咳，偶尔有白色泡沫痰，气紧，无清涕，不发热，不发冷，无寒热往来，精神状态正常，四肢温和，舌质白，舌苔白，口中和，饮食正常，二便正常，脉弦滑。

辨证：太阴痰湿气逆证。

处方：半夏厚朴汤合芍药甘草汤加旋覆花加味。生半夏（淘洗6次，打破与生姜先煮1小时）30g，厚朴25g，茯苓30g，生姜（切片）30g，紫苏叶（后下）20g，芍药15g，炙甘草10g，旋覆花20g，前胡根20g，天浆壳15g，矮地茶30g，紫苏子30g。3剂，煎煮1次分4次服用。

3月12日二诊：患者说有效果，但是只有一点点效果，不如她期望的那样大。我问诊，你怕冷吗？他说不怕冷，想了一下又说背心冷，颈部怕冷怕风。我知道了，这是有表证，不典型的表证，还有水饮留在背心。遂于前方加生麻黄10g，白术15g（苓桂术甘汤），去紫苏子。4剂，煎煮同一诊。

3月20日三诊：患者非常高兴，主动要求不换方，再用4剂以善后。

病案五 口腔、咽喉痒（邓文斌医案）

徐某，女，52岁，四川绵阳涪城区人，2019年4月9日就诊。

患者因咳嗽，咽喉痒，口腔痒来就诊。1周前出现咳嗽，咽喉痒，甚至口腔也痒，伴有胃脘胀痛，发热出汗，在他处治疗不效，听人介绍特来治疗。

刻诊：中等个子，中等微胖体质，面黄黑，眼袋深。咳嗽，咽喉痒，一痒就咳嗽，甚至口腔也痒；同时伴有发热，一阵阵发热，发热就汗出；胃脘胀痛，尤其喝水后感觉水停留在胃中，胃脘更胀，少腹隐隐作痛，午后加重；大便秘，或大便不成形，小便烧灼发烫；舌质白，舌苔白，有齿痕，左脉沉弱，右脉寸沉，关弦滑，尺沉。

辨证：太阳表虚证合太阴水饮证。

处方：半夏厚朴汤加味。桂枝20g，炒白芍20g，炙甘草10g，法半夏30g，厚朴40g，茯苓30g，紫苏叶（后下）20g，生姜15g，枳实30g，猪苓20g，白术20g，泽泻30g，橘皮30g。4剂，每剂煮40分钟，分4次服用。

4月25日二诊：患者病情缓解后出去游玩了一段时间，今天又来治疗。胃胀消失，偶尔胃脘痛，少腹胀痛消失，大便黏稠，不成形，每日2次，咳嗽，咽喉痒，口腔痒消失，小便灼热感消失，出汗多，发热则出汗成为主要症状，颈部怕冷，眼睑肿，舌质白，舌苔白，脉沉弦滑。

分析：颈部怕冷，阵发性发热出汗，为太阳表虚证；大便稀溏，不成形，每日2次，眼睑肿，脉弦滑，属太阴水饮不气化。方用桂枝加桂汤、桂枝加龙骨牡蛎汤、五苓散合方。

处方：桂枝30g，炒白芍30g，炙甘草15g，生姜15g，大枣15g，龙骨（先煎）40g，牡蛎（先煎）40g，浮小麦50g，橘皮40g，枳实

30g，猪苓 20g，茯苓 30g，炒白术 30g，泽泻 40g，肉桂（后下）10g，4 剂。

后记：患者症状缓解后就没有按时治疗，偶尔吃几剂，效果非常好，没有复发。

（邓文斌　王　燕　许先勇）

（三）五苓散证

1. 原文

太阳病，发汗后，大汗出，胃中干，烦躁不得眠，欲得饮水者，少少与饮之，令胃气和则愈；若脉浮，小便不利，微热消渴者，五苓散主之。

发汗已，脉浮数、烦渴者，五苓散主之。

中风发热，六七日不解而烦，有表里证，渴欲饮水，水入则吐者，名曰水逆，五苓散主之。

猪苓（去皮）十八铢　泽泻一两六铢　白术十八铢　茯苓十八铢　桂枝（去皮）半两

上五味，捣为散。以白饮和服方寸匕，日三服，多饮暖水，汗出愈。

烦躁不得眠，是水饮扰乱营卫；微热消渴，为水饮阻碍津液上承；吐涎沫而癫眩，为水饮上扰头目；小便不利，为水饮阻碍膀胱，气化不行。

2. 方解

本方是泽泻汤（泽泻、白术）加茯苓以止眩，加猪苓以利水，加桂枝以气化解表热而成。猪苓、茯苓、白术、泽泻，利水以消除水饮；桂枝蒸腾气化，解表，平冲降逆。

五苓散针对三焦气化不利，水湿（饮）内停，水津不布，或兼外邪未解之病机，以淡渗利水为主，结合化气布津、解肌发汗。多饮暖水，一方面助发汗解表，另一方面借本方通阳化气作用，以恢复三焦膀胱气化功能。何以知三焦、膀胱气化功能恢复？仲景以"汗出愈"为观察指征，即多饮暖水后见到汗出，表明内停之水湿已除，饮入之暖水已散布全身，外达皮毛。

药证：白术、泽泻（泽泻汤），治疗心下支饮上冒引起的眩晕；桂枝温阳化气有利于化饮；猪苓、茯苓为淡渗利水药，协助泽泻以化水饮。

3. 辨证要点

(1) 口渴，小便不利为主症。

(2) 脉浮或浮数。

(3) 五苓散体质：体形肥胖，面色黄暗或白，身体困重，易腹胀、腹泻、水泻，瘦人脐下动悸，水入即吐。

(4) 腹诊：心下痞，胃内有振水音。

(5) 舌体胖大，舌质白滑，舌苔水滑，或舌质白，舌苔白干没有水分。

4. 病机辨证

太阳、太阴证。

5. 加减运用

(1) 五苓散去桂枝则是时方的四苓散。

(2) 五苓散去桂枝、泽泻，为猪苓散，治疗呕吐，病在膈上，思饮水者。

(3) 五苓散去猪苓、茯苓、桂枝，是泽泻汤，治疗眩晕。

(4) 五苓散加人参，即时方之春泽汤。

(5) 五苓散加甘草，即苓桂术甘汤。

(6) 五苓散加肉桂，以加强气化之力，打成散剂时，最好用肉桂代替桂枝，肉桂容易打细。

(7) 五苓散加椒目，利水消肿。

(8) 五苓散加寒水石、石膏、滑石，即桂苓甘露饮，用于太阳、太阴、阳明证，三石都是阳明药物，在五苓散基础上出现口干，小便短赤者可用。

(9) 五苓散加茵陈，治疗口苦，小便黄。

(10) 五苓散加防己、薏苡仁，治疗寒湿痹证，相当于加入了木防己汤（桂枝、防己、薏苡仁）。

(11) 五苓散加小茴香、川楝子，治疗疝气疼痛。

(12) 五苓散加禹攻散，治疗水湿腰痛效果较佳。

(13) 五苓散加阿胶，相当于五苓散加五苓汤，治疗小便不利，尿路感染或烦躁不眠。

(14) 五苓散加黄芪，益气减肥。

(15) 五苓散加石膏、黄连，治疗舌头病。

(16) 五苓散加牛膝、车前子，明目。

(17) 五苓散加麻黄，可用于减肥或治疗闭经。

(18) 五苓散加葛根、川芎，治疗心脑血管疾病。

(19) 五苓散加干姜、附子，治疗五苓散证伴虚寒水饮、阳气不足者。

6. 合方加减运用

(1) 小柴胡汤合五苓散为柴苓汤，治疗肾脏疾病、肿瘤疾病。

(2) 五苓散合茵陈汤，治疗肝胆疾病。

(3) 五苓散合真武汤或加麻黄、附子、细辛，治疗心力衰竭、水肿。

(4) 五苓散合小青龙，治疗咳喘水肿等心肺疾病。

(5) 五苓散合当归芍药散，治疗血虚水饮。

(6) 五苓散合厚朴草果汤，治疗中焦寒湿重证。

(7) 五苓散加滑石、甘草、琥珀，治疗小便淋漓。

(8) 五苓散合真武汤、防己黄芪汤，治疗心力衰竭水肿。

(9) 五苓散合四逆汤，太阴、少阴水肿。

(10) 五苓散合猪苓汤，或五苓散合四逆散，治疗尿路感染。

(11) 五苓散合半夏厚朴汤，即在半夏厚朴汤证的基础上出现水饮，舌苔白、水滑，脉弦滑，多见于女性。

(12) 五苓散合小柴胡汤、四物汤，即小四五汤，治疗肾炎水肿。

7. 临床运用

(1) 小便不利或小便过利，多尿，遗尿，水肿，腹胀，水泻，不渴，消渴。

(2) 明目，用于眼睛干涩等，还可治疗耳鸣。

(3) 偏头痛、三叉神经痛、癫眩、晕车、晕船。

(4) 小儿水疝、小儿流涎。

(5) 湿疹、水痘等皮肤病。

(6) 其他，如肿瘤、减肥、手足多汗、心悸等。

8. 类方鉴别

(1) 真武汤治疗少阴虚寒水肿，四肢厥冷，脉沉细；越婢汤治疗太阳、阳明湿热引起的风水证水肿，口苦，舌苔黄腻；防己黄芪汤治疗的水肿是太阳、太阴水肿，黄芪体质，怕风，出汗多，疲倦乏力。

(2) 茯苓甘草汤是将苓桂术甘汤中的白术换成生姜，生姜止呕，发散水湿，治疗心饮在心下引起的悸动，不渴；五苓散的水饮可以停在全身任何部位，同时伴口渴。白虎加人参汤治疗的口渴是阳明内热伤津，没有表证，伴有烦躁，喜欢大量饮水。肾气丸的口渴，少腹不仁，浮肿，腰痛。瓜蒌瞿麦丸为上热口渴，下寒手足冷，脉沉细。苓汤为水热互结的口渴，舌红，苔红或薄黄。

9. 注意事项

(1) 本方中泽泻用量必须大于其他药物用量。

(2) 本方服用方法，可煎煮，散剂效果较佳。"以白饮和服方寸匕，日三服，多饮暖水，汗出愈"，意思是米汤水冲服，多饮温水，以滋生胃液，津液强则有利于发汗，汗出愈，说明了本方的作用机制，亦属于发汗剂。

(3) 津液丢失者不能用本方利水（从猪苓汤感悟出来）。

(4) 虚寒重可以用肉桂代替桂枝，打粉剂最好用肉桂，因肉桂容易打成粉，且容易吸收。

10. 临床验案

病案一 顽固性头痛（矢数道明《汉方诊疗百话摘编》）

患者，女，41 岁，10 年前患慢性胃炎，有显著的蛋白尿，血压 240/140mmHg，久治无效。患者身体状态一般还好，但苦于顽固性头痛、肩凝和心下痞满，对此患者先后试用了八物降下汤、大柴胡汤和半夏泻心汤，自觉症状和他觉症状皆不见好转，反而头痛更加剧烈，常常卧床不起，太阳穴处和后头部疼痛更甚。

对此剧烈头痛投予 2 剂五苓散 2g，头痛大为减轻，患者心情转佳。因用五苓散治好了 10 年来的头痛，故患者高兴异常，像是又获得了新生。可是经查，尿中蛋白仍是强阳性，血压亦停留在 200/130mmHg，至今已服药 3 年，尚未停药。然而，尽管如此，用五苓散还是把患者从过去长期头痛的痛苦中解脱了出来。

病案二 顽固性头痛（矢数道明《汉方诊疗百话摘编》）

患者，女，52岁，1965年8月29日就诊。主诉患顽固性头痛30年，早上起床不久便开始，一直头痛一整天，前额部与头顶部较甚，同时心情烦躁，头晕耳鸣。

患者体格营养中等，脉象、舌象未见异常，血压偏低，110/80mmHg。开始试投清上蠲痛汤15剂，不见好转。于是改用此方与五苓汤的合方，略见好转。后又改为单用五苓汤，结果1个月后头痛减轻三成，继续服用2个月，好转五成，现仍在服药中。此顽固性头痛虽未痊愈，但可以充分肯定五苓汤的效果。

（邓文斌　卢　媛　杨富常）

（四）五积散证

1. 原文

《太平惠民和剂局方》载：五积散可调中顺气，除风冷，化痰饮。治脾胃宿冷，腹胁胀痛，胸膈停痰，呕逆恶心；或外感风寒，内伤生冷，心腹痞闷，头目昏痛，肩背拘急，肢体怠惰，寒热往来，饮食不进；及妇人血气不调，心腹撮痛，经候不调。

当归　川芎　白芍　茯苓　桔梗各八分　苍术　白芷　厚朴　陈皮各六分　枳壳七分　麻黄　半夏各四分　肉桂　干姜　甘草各三分

上除枳壳、肉桂外，余细挫，用慢火炒，令色变，摊冷，入枳壳、肉桂令匀。

2. 方解

五积散由平胃散（苍术、陈皮、厚朴、炙甘草）、二陈汤（半夏、陈皮、茯苓）、半夏厚朴汤去紫苏（半夏、厚朴、茯苓、生姜）、芍药甘草汤、桔梗甘草汤、苓桂术甘汤、甘草干姜茯术汤、麻黄汤去杏仁、桂枝汤去大枣、理中汤去参、半夏汤及散、当归芍药散去泽泻，再加白芷、枳壳而成。

(1) 生麻黄、桂枝（肉桂）、甘草、白芷，我在治疗外感时用肉桂代替桂枝，干姜换成生姜，也就是麻黄汤去杏仁加白芷，治疗太阳表实证（麻黄体质）的无汗、身疼痛、鼻塞、恶寒或发热。

(2) 肉桂、芍药、甘草，即调营卫的桂枝汤，太阴表虚多汗，怕风，脉浮缓，就去麻黄，再将干姜换成生姜，肉桂换成桂枝，成为桂枝、芍药、生姜、甘草。

(3) 本方麻黄汤与桂枝汤合用，针对太阳表证，有很严重的寒邪，同时寒邪也是引起痰邪、水邪、湿邪的元凶，特点是怕冷，有汗或无汗，手足冷，腰冷，恶寒重。

(4) 苍术、厚朴、陈皮、炙甘草、半夏、茯苓，即平胃散加二陈汤，针对太阴痰湿水饮证，表现为舌质白，舌苔白厚腻，有齿痕，心下有振水音，纳差，不消化，多痰，脉弦滑。

(5) 桔梗、甘草，即桔梗甘草汤，治疗咽喉疼痛，不分寒热；桂枝（肉桂）、半夏、甘草即半夏散，治疗虚寒性咽喉疼痛、梗阻，咽喉不红肿，声音嘶哑。

(6) 半夏、厚朴、茯苓、干姜（可以换成生姜），如果再加紫苏叶，构成半夏厚朴汤，治疗咽喉痒，咽喉有异物，咳嗽，与二陈汤等止咳方协同使用。紫苏叶还可以解表疏风，止痒止咳。

(7) 当归、川芎、芍药、苍术、茯苓，即当归芍药散去泽泻，是太阴血虚、水湿证，表现为面色苍白，贫血，心悸动，疲倦乏力等。

(8) 茯苓、肉桂、苍术、甘草、干姜，即苓桂术甘汤、甘草干姜苓术汤。苓桂术甘汤治疗冲气上逆，眩晕，水肿。甘草干姜苓术汤（肾着汤），是甘草干姜汤再加茯苓、白术，茯苓利水湿，白术（苍术）可以利水湿，强腰肾，所以肾着汤可以治疗中焦虚寒的脾胃问题，同时还可以治疗中焦太阴寒湿，水饮聚集腰部引起的腰部寒冷沉重；也可以治疗太阴中焦寒湿水饮下注下焦引起的遗尿、妇人白带多的问题。这就是本方证的特点：腰冷，腰沉重，妇人白带多，甚至有遗尿，眩晕，水饮证的表现。

(9) 半夏、干姜构成半夏干姜散，治疗中焦虚寒，恶心呕吐，吐清水。

(10) 半夏、茯苓、甘草、枳壳、陈皮、干姜，温胆汤去竹茹、大枣，可以治疗惊恐，失眠。

方歌：五积太阳太阴管，麻桂芷葱生姜汗。二陈平胃肾着全，四物去地桔梗壳。

3. 辨证要点

(1) 体质壮实，恶寒无汗，皮肤粗糙干燥，关节疼痛，肌肉酸重。头痛鼻塞。月经逾期不至，难以怀孕等。腹胀腹泻，浮肿，身体困重，面部黄褐斑等寒湿体质，多见于女性，或体重陡升，赘肉缠身，满脸黄气；或月经不调，难以怀孕；或有卵巢囊肿、多囊卵巢综合征等；或头晕头痛，肩凝，腰腿痛；或腹胀腹泻；或恶心不欲食；或咳嗽多痰……对这种体质，五积散最为适合。(引自《黄煌医案》)

(2) 脉浮紧弦滑。

(3) 不出汗，局部怕冷（尤其是腰冷、腰沉重）或是僵硬。

(4) 贫血貌，皮肤暗黄、干燥，不爱出汗，上半身热感，下半身冷，有外感或伏邪（长期身体僵硬，疼痛，怕冷，水肿等），同时伴有太阴痰湿证之肠鸣，腹胀腹泻，纳差，咳嗽多痰，白带多，腰冷，手足冷，面部痤疮，黄褐斑，舌质白，舌苔白，口中和，脉沉滑或沉紧等。

4. 病机辨证

太阳、太阴寒湿、水饮、痰湿夹杂血虚证（寒、饮、痰、湿、虚）。

5. 临床运用

(1) 腰冷，腰沉重，痹证，四肢关节疼痛、冰冷。

(2) 体质壮实，不爱出汗，同时有因痰湿或寒湿水饮引起的痤疮、黑斑、咳嗽、咳喘、肥胖等。

(3) 妇人痛经，白带多，下肢肿。

(4) 胃肠虚冷，肠鸣，顽固性恶心，纳差。

(5) 外感发热，外感太阳表邪合并太阴寒湿痰阴者，空调病，夏天胃肠型感冒等。

6. 合方加减运用

(1) 生麻黄、桂枝、白芷、炙甘草解太阳表实，寒气重加桂枝，阳虚用肉桂，表邪重去干姜（里虚寒重不能去干姜，或是干姜、生姜一起用），加生姜、葱白、紫苏叶。加紫苏叶等于加入半夏厚朴汤，不但加强解表之力，还可以治疗咽喉痒；如果表实不重，恐出汗过多，可去桂枝，只用麻黄、白芷、生姜、葱白、淡豆豉，这是我临床运用最多的。

(2) 如果以太阳表虚为主，去麻黄、白芷，干姜换成生姜（还原桂枝汤），苍术换成白术（减少发汗），变成太阳表虚证加太阴寒湿证。

(3) 寒湿重，脉沉加附子，等于加入四逆汤，治疗痹证疼痛。

(4) 有喘者，加细辛、五味子（小青龙汤之意）。

(5) 咽喉痛，五积散本来就含有桔梗、甘草，半夏汤及散可以治疗寒性咽喉痛，咽喉化脓加生姜、大枣就有排脓汤及排脓散之意；咽喉痒，咳嗽加苏叶，等于加入半夏厚朴汤。

(6) 疲倦乏力，气色不佳，纳差，腹胀，食冷后胃脘痛，胃脘部有振水音，加人参构成理中汤、四君子汤，同时构成干姜半夏人参丸，治疗顽固性恶心呕吐。

(7) 湿邪轻只有咳嗽，可以去平胃散，只用二陈汤；无咳嗽只有湿邪重，可以去二陈汤，只用平胃散和桂苓术甘汤、肾着汤；无咽喉痛去桔梗；无气滞可以去枳壳、厚朴；饮不重可以去干姜、桂枝、茯苓、苍术。

7. 临床验案

病案一 太阳太阴病（邓文斌医案）

张某，女，50岁，2016年11月12日就诊。

因感冒迁延不愈，听人介绍前来就诊。症状如下：体质中等偏胖，黄而壮实，十多天前由于天冷，没加衣服而感冒，自行在药房买药服用，无效，又在走亲戚时食用了凉菜而肚子不舒服。不出汗，身疼痛，脉浮紧而滑，腹胀，肠鸣，纳差，咳嗽，有白色痰，口不干、不苦，二便正常，舌质白，舌苔白滑厚。

辨证：太阳表实证合太阴痰湿证。

处方：五积散加减。生麻黄12g，白芷20g，生姜20g，葱白4根，紫苏叶15g，法半夏30g，茯苓30g，陈皮20g，苍术20g，厚朴30g，炙甘草10g。3剂，取1剂药用冷水先泡30分钟，然后煎40分钟，分3次喝完，每次150ml。避风寒，饮食清淡。

11月16日二诊：药后汗出，感冒好转，无身疼痛，无腹胀肠鸣，只有咳嗽，咳痰，痰多白色，频频吐痰，舌质白，舌苔白，脉弦滑。此为太阳表邪证随汗而解，现在的症状只有太阴痰湿水饮证，投以苓甘五味姜辛夏杏加桂苓术甘汤。

处方：茯苓40g，炙甘草15g，五味子10g，干姜15g，白细辛12g，法半夏30g，杏仁20g，桂枝15g，炒白术30g。3剂，煎煮方法同一诊。

后记：后来带朋友来看病，说吃完那 3 剂就痊愈了。

病案二 腰冷伴四肢关节僵硬肿胀（邓文斌医案）

曾某，女，50 岁，2018 年 5 月 30 日就诊。

患者腰冷、沉重，伴有关节痛，尤其是双手关节僵硬疼痛，西医检查为类风湿关节炎。

刻诊：高个子，胖壮体质，面白缺少光泽，有黄褐斑，疲倦无力，容易累，不爱出汗，偶尔发热，怕冷，手脚关节僵硬，尤其腰部冷痛沉重，咽喉有痰，手上有湿疹，大便稀溏，口中和，口不干、不苦，不想喝水，舌体胖大，舌质白，舌苔白，有齿痕，双手脉沉弦滑。

辨证：太阳表实证合太阴痰湿证。

处方：五积散加减。麻黄 6g，枳壳 20g，白芷 15g，苍术 20g，干姜 10g，厚朴 20g，炙甘草 6g，茯苓 30g，当归 15g，川芎 15g，法半夏 25g，陈皮 20g，荆芥 15g，防风 10g。6 剂，每剂浸泡 30 分钟，煎煮 40 分钟，分 6 次喝完。

6 月 8 日二诊：疲倦好转，手上湿疹好转，腰冷腰凉好转，关节痛好转，其他同一诊，效不更方，再次询问出汗情况，患者的确不爱出汗，在一诊五积散基础上加桂枝，协助麻黄发汗，开毛窍排除病邪。

处方：麻黄 10g，桂枝 30g，白芷 20g，干姜 10g，厚朴 30g，炒苍术 20g，炙甘草 6g，法半夏 20g，茯苓 30g，陈皮 20g，当归 15g，川芎 15g。6 剂。

6 月 14 日三诊：各种症状进一步减轻，没有任何不良反应，舌苔多津，有齿痕，在二诊基础上加泽泻 20g。6 剂。

6 月 20 日四诊：腰冷减轻，手部湿疹减轻，关节痛好转，在好转的同时出汗很多，手指胀满没有减轻。通过几诊的开玄府，发汗，病邪已经去了多半，出汗过多太阳表虚已经显现出来，不能再发汗。手指胀满，太阴寒湿水饮，用加减茯苓导水汤利水饮，五积散去麻黄加茯苓导水汤。

处方：桂枝 20g，炒白芍 20g，白芷 15g，苍术 15g，厚朴 20g，陈皮 15g，炙甘草 6g，茯苓 40g，大腹皮 30g，木香 10g，槟榔 15g，紫苏叶 10g，砂仁 10g。6 剂。

后记：后来就以此方为底子加减服用几次后，手指胀满消失，各种症状消失，患者很满意，嫌弃长期煎煮药物麻烦而暂时停药。

病案三 痤疮伴疲乏（《黄煌经方医案》）

患者，女，29 岁，2011 年 6 月 27 日就诊。

体格壮实，肤黄脸暗，散发痤疮，身高 167cm，体重 64kg。

病史：痤疮迁延伴乏力 1 年余。平素怕冷，晨起关节酸胀麻痛不适，情绪波动大，有偏头痛、耳鸣，餐后易腹胀。梦多睡不踏实、思睡赖床。大便稀溏。曾出现 1 次四肢肿伴尿少，西医未明确病因。月经正常。现额头及唇周痤疮，疮印暗红，口唇暗，舌苔厚腻，脚不肿。

处方：生麻黄 10g，桂枝 10g，甘草 5g，姜半夏 15g，茯苓 15g，陈皮 15g，枳壳 15g，厚朴 15g，苍术 15g，白芷 10g，桔梗 10g，当归 10g，川芎 15g，白芍 15g，干姜 10g。15 剂，水煎服，每 2 日 1 剂。

2011 年 7 月 19 日二诊：面色转红润，乏力、思睡改善，痤疮减轻，大便稀，舌淡红胖，苔黄厚腻干。原方 15 剂，嘱本方可间隔服用 3 个月调理。

整理者按：患者为五积散体质，黄师常嘱患者避风寒、慎生冷。

（邓文斌　冯云萍　沈仁军）

（五）《千金》附子汤证

1. 原文

治湿痹缓风，身体疼痛如欲折，肉如锥刺刀割。

附子三枚　芍药　桂心　甘草　茯苓　人参各三两　白术四两

上七味咬咀，以水八升煮取三升，分三服。

2. 方解

(1) 茯苓、白术、桂枝、甘草有苓桂术甘汤之义，太阴药物，可化饮、化痰、除湿。

(2) 附子、白术，即白术附子汤之义，燥湿祛痹证，以治疼痛，术附同用，相得益彰。

(3) 甘草、附子、白术、桂枝有甘草附子汤之义，治疗痹证剧烈疼痛伴肿胀或是微汗出。

(4) 芍药、甘草、附子，有芍药甘草附子汤之义，缓急止痛，加附子更加止痛。

(5) 桂枝、芍药、甘草、附子，含桂枝附子汤之义，对应太阳表证。

(6) 人参、茯苓、白术、甘草，有四君子汤之义，补气生津，扶正。

(7) 附子、茯苓、芍药、白术，有真武汤之义，真武汤温少阴以利水，结合苓桂术甘汤利太阴水饮，把太阴和少阴水饮一起排出。

方歌：千金附子伤寒中，桂枝甘草奇妙穷。

3. 辨证要点

太阳表虚合太阴、少阴痹证，痿弱证，中风，表现为爱出汗，怕冷，怕风，疲倦乏力，或纳差，四肢疼痛、肿胀、冰冷，脉沉弱。

4. 病机辨证

太阳、太阴、少阴证。

5. 临床运用

痹痛、肿胀、疼痛、痿弱，以及咳嗽等病证。

6. 类方区别

《千金》附子汤比《伤寒论》中的附子汤多了桂枝、甘草，相当于多了甘草附子汤、苓桂术甘汤、真武汤、四君子汤、芍药甘草附子汤、桂枝汤等方证，多了 2 味药，就多了 6 个方子，好美妙，效果自然好得很，真的《千金方》价值千金。

7. 临床验案

病案一 双下肢麻木冷痛（邓文斌医案）

陈某，女，53 岁，四川绵阳市小枧镇人，2017 年 4 月 4 日就诊。自诉易感冒，整条腿麻木冷痛，加重 10 日。

刻诊：现在缓解少许。一身均麻木，手麻而肿痛，下肢麻木冷痛，一身沉重，头昏，发热出汗，偶尔腰痛，吃饭正常，二便正常，口不干、不苦，想喝水，喝水不能解渴，舌质红，舌苔微红，脉沉滑。

辨证：太阴、少阴痰湿水饮证。

处方：真武汤加《千金》附子汤。党参 20g，茯苓 40g，黑附片 20g，炒白术 30g，桂枝 40g，炙甘草 20g，生姜 20g，赤芍 10g，独活 40g，泽泻 30g，白芥子 20g，乌梢蛇 20g。3 剂，每剂分 6 次喝完。黑附片、炙甘草、生姜先煎 40 分钟，余药不浸泡再煎煮 30 分钟。

2017 年 4 月 18 日二诊：各种症状有所减轻，下肢仍麻木疼痛，头昏，关节肿，腰痛，手麻木，仍出汗，不怕冷，口不干、不苦，二便正常，舌质白，舌苔白，脉沉弦。症状与一诊相差不多，辨证虽然有减轻，但是仍然有麻木冷痛，弦脉主水饮，沉脉主寒，应加强利水湿、散寒之力，故去芍药，增加附子用量，辨证为太阴、少阴痹证，方用真武汤合千金附子汤、五苓散。

处方：桂枝 40g，炙甘草 20g，生姜 25g，大枣 15g，炒苍术 30g，黑附片 40g，泽泻 40g，猪苓 12g，白芥子 30g，党参 20g。3 剂，黑附片、炙甘草、生姜先煎 1 小时，其他同一诊。

2017 年 4 月 25 日三诊：疼痛，麻木大为减轻，服药后口微苦，其他症状同二诊，微热，但是不能算阳明证，还是太阴、少阴痹证。五苓散合真武汤、《千金》附子汤，加防己 20g。

2017 年 5 月 1 日四诊：各种情况进一步减轻，口中和，舌苔白干，舌质白，不想喝水，脉沉细。水饮已经解除，脉象不弦，只有沉弱（少阴虚寒，阳气未复），辨证为少阴证，真武汤合《千金》附子汤，去芍药。

处方：茯苓 50g，生姜 30g，炒白术 40g，黑附片 60g，桂枝 30g，炙甘草 30g，党参 20g，泽泻 20g。4 剂，善后。

点评：对于痹证，我们遵循大道至简，首先分清三阴还是三阳，辨寒热、虚实、表里，然后就是辨方证，最后辨病机及夹杂病理因素。该患者首先辨证为三阴病，即属里证、寒证、虚证。然后辨方证，真武汤温阳利水，可以治疗麻木（水湿引起麻木）；《千金》附子汤温阳益气止痛，治疗四肢冰冷和疼痛，附子汤重用附子止痛；五苓散协助真武汤利水湿，以治疗麻木；加防己利水清热；加独活、白芥子、乌梢蛇祛风化痰（痰湿、风引起麻木），以增加治疗麻木效果。《千金》附子汤与《伤寒论》附子汤不同，该方是在《伤寒论》的附子汤基础上添加桂枝和甘草，这样就多了很多方子，关于这点在我的《补遗经方方证探微》一书中有论述，可以看原著。二诊脉弦，有水饮，去掉芍药，加大附子的用量，意在减少水湿，加强温阳利水之功。三诊加防己微清里热，均为对症处理。四诊舌苔白干，水饮基本已除，去五苓散，只用泽泻，利水利湿，重点在于温补以善后。

这就是经方看病的全过程，希望后学者细细研读，对于药证，希望研究白芥子的药证。

（邓文斌　刘小青　尚成荣）

（六）《伤寒论》柴胡剂方证

1.少阳病脉证治概论

所谓少阳，是个小阳，主春天，和风细雨，万物生长，不能过热过寒。在人体中，少阳者，胆也，为六腑之一，又为"奇恒之腑"。"胆者，中正之官，决渎出焉"，调节五脏六腑，遇事果断，此谓有胆有识，故《内经》曰"凡十一脏，取决于胆也"。手少阳三焦，为气机、水液运行之通道，主气机升降出入。因此，少阳主枢，为人身阴阳、气机升降出入开阖的枢纽，若其功能失调，就会引起三焦气机升降失常、气血水液运行障碍。

在三阳经中，少阳为枢，太阳为开、为表，阳明为合、为里；在六经中，三阳为开、为表，三阴为合、为里。因此，少阳又称为"半表半里"。少阳舒展，三阳才得开泰，六经阴阳才能调和。若少阳抑郁，必致表里不调、阴阳失和、气机升降乖乱。少阳虽小，内寓"相火"，有"君火"助威，有"命门之火"为后盾，三阳缺它不可，六经无它不行。临床上，太阳与少阳、阳明与少阳、三阳经合并、并病者常见，同时少阳病所致阴阳失和、气机不调、气血津液代谢失常在临床中屡见不鲜。因此，少阳病远远超越了我们临床所见，许多不明言状的疾病，或辨证不准的疑难病，皆可从少阳而论。

肝胆相照，肝胆合体。在五行中，肝胆均属木，胆为甲木、为阳，肝为乙木、为阴，阴阳相抱，两者互为表里。在人体中肝主疏泄，主升发，调节情志，分泌胆汁，肝藏血、体阴而用阳；胆主降，排泄胆汁，两者升降相因。在六气中，胆主火，肝主风。火性炎上，风和日丽。正常生理，火不能过亢，亢则害，即壮火食气；火亦不能过衰，否则少阳之火上炎，就会出现烦躁、亢奋、失眠难安、口干口苦、头晕目眩，甚则惊狂，"胆大妄为"；若胆火过衰，就会心惊胆战、心悸怔忡、胆小如鼠。和风细雨，万物生长；在人体，则为肝气条达，气机和畅。自然界若无风，则万物死机；在人体则肝气郁结，情志不畅，郁闷寡欢，木郁克土，默默不食，木郁气滞，气血津液运行失常等。"树大招风"，风性善动，风动木摇；在人体就会出现肝风内动，头晕目眩等病证，即"诸风掉眩"。正如《金匮要略》所说："夫人秉五常，因风气而生长，风气虽能生万物，亦能害万物，如水能浮舟，亦能覆舟……"

胆虽小而力却强，胆能统领十二经，帅前有斩关夺门之威，百战百胜，立于不败之地。人身有"三火"，即君火、相火、命门之火。君火虎威在前，君明则天下安；命门之火在后，深藏不露，为生命之本；少阳为相火，依赖君火和命门之火，前仗君火之"虎威"，后依"龙宫"中命门之火作后盾，少阳摇旗呐喊，谋略决断，协调五脏六腑，运行气血津液。正常生理情况下，少阳之火旺，则胆汁收藏、排泄有常，肝主疏泄有度，中焦脾胃升降功能正常。若胆寒郁结，胆汁排泄失常，郁积不降，而致上逆，临床不仅会出现胆结石、胆汁反流性胃炎等病变，还会因胆气不降，肝气不升，气机郁滞，胸胁痞满，中焦气机升降失常，出现脘腹胀满、嗳气不舒等病证。

足少阳胆经起于目锐眦（眼外角，即瞳子髎），向上达额角部，下行至耳后（风池穴），由颈侧，经肩，进入锁骨上窝，直行脉走到腋下，沿胸腹侧面，在髋关节与眼外角支脉会合，然后沿下肢外侧中线下行。经外踝前，沿足背到足第四趾外侧端（足窍阴穴）。有三个分支：一支从耳（风池穴）穿过耳中，经耳前到眼角外；一支从外眼角分出，下走大迎穴，与手少阳三焦经会合于目眶下，下经颊车和颈部进入锁骨上窝，继续下行胸中，穿过膈肌，络肝属胆，沿胁肋到耻骨上缘阴毛边际（气冲穴），横入髋关节（环跳穴）；一支从足背（临泣穴）分出，沿第1、2跖骨间到蹈趾甲后（大敦穴），交与足厥阴肝经。

《灵枢·经脉》篇曰："起于目锐眦，上抵头角，下耳后，循颈，行手少阳之前，至肩上，却交出手少阳之后，入缺盆。其支者，从耳后入耳中，出走耳前，至目锐眦后。其支者，别锐眦，下大迎，合于手少阳，抵于颌下，加颊车，下颈，合缺盆，以下胸中，贯膈，络肝，属胆，循胁里，出气街，绕毛际，横入髀厌中。其直者，从缺盆下腋，循胸，过季胁，下合髀厌中，以下循髀阳，出膝外廉，下外辅骨之前，直下抵绝骨之端，下出外踝之前，循足跗上，入小指次指之间。其支者，别跗上，入大指之间，循大指歧骨内，出其端，还贯爪甲，出三毛。"

凡少阳胆经所过之处发生病变，均要从少阳胆经找病。

《伤寒论》曰："伤寒四五日，身热恶风，颈项强，胁下满，手足温而渴者，小柴胡汤主之"，此为少阳经表证的证治法。又曰："少阳之为病，口苦，咽干，目眩也。"少阳病以"口苦、咽干、目眩"为提纲，其病因病机是邪气侵犯胆腑，胆火上炎，灼伤津液，枢机不利。少阳属半表半里，无论少阳经表证或少阳胆腑为病，均以和解为法，小柴胡汤为其代表方。

禁汗、吐、下法，若逆此三禁，必助长胆火，耗伤正气，可能发生坏变。如《伤寒论》曰："少阳中风，两耳无所闻，目赤，胸中满而烦者，不可吐下，吐下则惊而悸"；又曰："伤寒，脉弦细，头痛发热，属少阳。少阳不可发汗，发汗则谵语。此属胃，胃和则愈；胃不和，烦而悸"。以上条文中，仲景指出了少阳病不能用汗、吐、下三法，并指出了使用上述误法的各种变证。因此"和解少阳"为少阳经表证、腑证或经腑同病的定法，小柴胡汤为其主方，"脉弦细"为小柴胡汤主脉。但也要知常达变，临床中常见少阳经虚，邪气长期不解，只有症状不见脉象者，这往往要考虑少阳与它经合病或并病，最常见的有与太阴、少阴合病或并病，此时合病合方，方能奏效。

2. 小柴胡汤证

小柴胡汤出自仲景《伤寒杂病论》，其方证论述原文共有 21 条，其中《伤寒论》中有 18 条，《金匮要略》中有 3 条，现论述于下。

(1) 原文

《伤寒论》第 37 条：太阳病，十日以去，脉浮细而嗜卧者，外已解也。设胸满胁痛者，与小柴胡汤。脉但浮者，与麻黄汤。

《伤寒论》第 96 条：伤寒五六日中风，往来寒热，胸胁苦满，嘿嘿不欲饮食，心烦喜呕，或胸中烦而不呕，或渴，或腹中痛，或胁下痞硬，或心下悸、小便不利，或不渴、身有微热，或咳者，小柴胡汤主之。

《伤寒论》第 97 条：血弱气尽，腠理开，邪气因入，与正气相搏，结于胁下。正邪分争，往来寒热，休作有时，嘿嘿不欲饮食。藏腑相连，其痛必下，邪高痛下，故使呕也。小柴胡汤主之。服柴胡汤已，渴者，属阳明，以法治之。

《伤寒论》第 98 条：得病六七日，脉迟浮弱，恶风寒，手足温。医二三下之，不能食，而胁下满痛，面目及身黄，颈项强，小便难者，与小柴胡汤，后必下重。本渴饮水而呕者，柴胡汤不中与也，食谷者哕。

《伤寒论》第 99 条：伤寒四五日，身热恶风，颈项强，胁下满，手足温而渴者，小柴胡汤主之。

《伤寒论》第 100 条：伤寒，阳脉涩，阴脉弦，法当腹中急痛，先与小建中汤，不差者，小柴胡汤主之。

《伤寒论》第 101 条：伤寒中风，有柴胡证，但见一证便是，不必悉具。凡柴胡汤病证而下之，若柴胡证不罢者，复与柴胡汤，必蒸蒸而振，却复发热汗出而解。

《伤寒论》第 103 条：太阳病，过经十余日，反二三下之，后四五日，柴胡证仍在者，先与小柴胡。呕不止，心下急，郁郁微烦者，为未解也，与大柴胡汤，下之则愈。

《伤寒论》第 104 条：伤寒十三日不解，胸胁满而呕，日晡所发潮热，已而微利。此本柴胡证，下之以不得利，今反利者，知医以丸药下之，此非其治也。潮热者，实也。先宜服小柴胡汤以解外，后以柴胡加芒硝汤主之。

《伤寒论》第 144 条：妇人中风，七八日续得寒热，发作有时，经水适断者，此为热入血室，其血必结，故使如疟状，发作有时，小柴胡汤主之。

《伤寒论》第 148 条：伤寒五六日，头汗出，微恶寒，手足冷，心下满，口不欲食，大便硬，脉细者，此为阳微结，必有表，复有里也。脉沉，亦在里也。汗出为阳微，假令纯阴结，不得复有外证，悉入在里，此为半在里半在外也。脉虽沉紧，不得为少阴病。所以然者，阴不得有汗，今头汗出，故知非少阴也，可与小柴胡汤。设不了了者，得屎而解。

《伤寒论》第 149 条：伤寒五六日，呕而发热者，柴胡汤证具，而以他药下之，柴胡证仍在者，复与柴胡汤。此虽已下之，不为逆，必蒸蒸而振，却发热汗出而解。若心下满而硬痛者，此为结胸也。大陷胸汤主之。但满而不痛者，此为痞，柴胡不中与之，宜半夏泻心汤。

《伤寒论》第 229 条：阳明病，发潮热，大便溏，小便自可，胸胁满不去者，与小柴胡汤。

《伤寒论》第 230 条：阳明病，胁下硬满，不大便而呕，舌上白胎者，可与小柴胡汤，上焦得通，津液得下，胃气因和，身濈然汗出而解。

《伤寒论》第 231 条：阳明中风，脉弦浮大而短气，腹都满，胁下及心痛，久按之气不通，鼻干，不得汗，嗜卧，一身及目悉黄，小便难，有潮热，时时哕，耳前后肿，刺之小差。外不解，病过十日，脉续浮者，与小柴胡汤。

《伤寒论》第 266 条：本太阳病不解，转入少阳者，胁下硬满，干呕不能食，往来寒热，尚未吐下，脉沉紧者，与小柴胡汤。

《伤寒论》第 379 条：呕而发热者，小柴胡汤主之。

《伤寒论》第 394 条：伤寒差以后，更发热，小柴胡汤主之。脉浮者，以汗解之；脉沉者，以下解之。

《金匮要略·黄疸病脉证并治》：诸黄，腹痛而呕者，宜小柴胡汤。

《金匮要略·妇人产后病脉证治》：新产妇人有三病，一者病痉，二者病郁冒，三者病大便难，何谓也？……大便坚，呕不能食，小柴胡汤主之。

《金匮要略·妇人产后病脉证治》：治妇人在草蓐，自发露得风，四肢苦烦热。头痛者，与小柴胡汤。

(2) 原方组成

柴胡半斤　黄芩三两　人参三两　半夏半升　甘草（炙）三两　生姜三两　大枣（切）十二枚

上七味，以水一斗二升，煮取六升，去滓，再煎取三升，温服一升，日三服。

根据 1981 年马王堆出土的汉代"大司农铜权"折算，汉代一两约为现在的 15.625g，取其整数 15g。又据其他相关文物计算，汉代一斗相当于现在的 2000ml，一升为 200ml，一升半夏为今之 130g。汉代 1 斤，为现在的 16 两。

小柴胡汤原方剂量为柴胡 120g，黄芩 45g，人参 45g，半夏 65g，生姜 45g，炙甘草 45g，大枣 12 枚。

煎服方法：加水 2400ml，煮取 1200ml，去渣，煮取 600ml，温服 200ml，日三服。

(3) 注意事项

本方柴胡用量很大，约为 120g，为君药。黄芩、人参、生姜、炙甘草均为 45g，柴胡与它们的比例为 8：3；半夏为 65g，约为柴胡的一半，古时均为生用（用热水洗涤数次，以洗去表面黏稠物，除去对咽喉的毒性）。根据临床需要，若整方用量减少，一定要注意药物之间的比例，否则，就不是小柴胡汤了，或临床疗效大打折扣。本方加水 2400ml，分 2 次煎煮，第一次煎去一半水，取液 1200ml，再去渣，又煮药液，最后取药液 600ml，分 3 次服，每次 200ml，每日 1 剂。

从 2400ml 水第一次煎煮去一半水，煎煮时间至少在 1 小时以上。为什么要煎这么长时间？分析原因可能是用大量柴胡需久煎，久煎柴胡，是祛其轻轻上发之气，减其升发之性，而留其浊味，以降少阳胆气，清泄少阳邪热。柴胡剂小柴胡汤、大柴胡汤、柴胡桂枝干姜汤中柴胡用量都为半斤，煎煮法都一样，临证使用大剂量柴胡须注意。同时小柴胡汤、大柴胡汤都有生半夏，此药有毒亦需久煎，而且还有生姜，以解半夏之毒。仲景的其他 4 个处方，半夏泻心汤、甘草泻心汤、生姜泻心汤、旋覆代赭汤中都有生半夏，均加水一斗（2000ml），煎取

6升（1200ml），煎煮时间都较长，可见上述处方久煎是有深义的。去渣后再煎煮药液，从1200ml到600ml，也要大约半小时。所以，本方2次煎煮时间约1.5小时。去渣后再煎煮药液，是因诸方为"和解剂"，煎煮药液是调和诸药，以协同发挥各药作用，团结协调，此乃仲景"和解法"方剂使用之特色。

(4) 临床用量及煎服法

药物剂量以成人用量为例，分为小剂、中剂和重剂，以50kg体重为标准，小儿按体重数折减。重剂主要用于解少阳之热邪，即用于发热；中剂主要用于和解少阳；小剂主要用于调畅气机，疏利三焦。临床中中剂使用最多。

重剂：柴胡125g，黄芩45g，生半夏（或法半夏）65g，党参（或人参）45g，生姜45g，大枣12枚，炙甘草45g。

中剂：柴胡65g，黄芩25g，生半夏（或法半夏）35g，党参（或人参）30g，生姜30g，大枣10枚，炙甘草30g。

小剂：柴胡45g，黄芩16g，生半夏（或法半夏）25g，党参（或人参）20g，生姜20g，大枣8枚，炙甘草20g。

若使用生半夏，需用热水冲洗，以去掉其表面的黏性物质，减少对咽喉的刺激。加水16小碗，约2000ml，将药浸泡1小时，中火煎煮1小时，去渣，再煎煮半小时，分6次温服，每日3次。至于服法是每2日1剂或每日1剂，则应根据患者体质强弱，疾病的缓急、轻重而定。若体质强，病情急重，则加水减量，遵上法煎煮，每日1剂，分3次服；反之，则分6次服，每日3次，每2日1剂。

(5) 方解

小柴胡汤由柴胡、黄芩、半夏、党参、大枣、生姜、炙甘草7味组成。其中柴胡用量最大，原方为半斤，为本方主药。《神农本草经》谓：

"柴胡味苦，平。主心腹，去肠胃中结气，饮食积聚，寒热邪气，推陈致新。久服，轻身、明目、益精。"配黄芩，加强清热除烦之功；配半夏、生姜止呕和胃；配党参、大枣、炙甘草健胃气，补中气，使气血有生化之源。本方具有清解少阳邪热，宣通上、中、下三焦之气结，健胃生津，扶正祛邪的功能。因此，小柴胡汤为解热剂、行气散结剂、扶正祛邪剂。

（6）功用及主治

参看《伤寒论》与《金匮要略》中对小柴胡汤的论述，可将其临床主治归纳如下。

少阳位居表之内，里之外，属半表半里，为气机升降出入之枢，涉及广大的胸腹腔。其病变影响上、中、下三焦多个脏腑，因此临床表现较为复杂。表邪不解，或误汗、误下，或正气虚衰，致邪入少阳，正邪交争于胸胁之间，表现为"往来寒热，胸胁苦满，默默不欲饮食，心烦喜呕"的少阳证四大主症。

- 小柴胡汤为解热剂，善解少阳之热邪，正邪交争，常表现为寒热往来。半表半里之邪热，外不能达表，内不能入里，因此常表现出诸多孔窍的热性病变，临床以口苦、咽干、目眩、目赤、小便难、大便难、肛门肿痛等为特征。

- 小柴胡汤不仅为解热剂，亦是健胃剂、气血生化剂，有扶正祛邪之功。常常用于表证误汗、误下，传于少阳，或小儿，年老体弱者，妇人经水适来，或正值断经，或产后体虚等感邪而表现少阳证者。

- 小柴胡汤既能健胃生津，补益中气，又能宣通上、中、下三焦之气滞、热郁。因此，既治大便溏，又治大便难。

- 少阳位居半表半里，病变涉及多个脏腑，但主要为胸胁心下，以肝胆胃为病变中心，临床以"胸胁苦满，默默不欲饮食，心烦喜呕"等肝胆气结，胆胃不和，胃失和降为病理改变。

- 本方中柴胡善治胸胁胃肠结气，因此可治气滞之胸腹诸痛。
- 小柴胡汤还可治邪居少阳，郁而发黄者，临床又用于治疗邪居半表半里之黄疸。
- "伤寒中风，有柴胡证，但见一证便是，不必悉具"，指明了使用小柴胡汤的原则，临床上凡具备柴胡证四大主症（往来寒热、胸胁苦满、默默不欲饮食、心烦喜呕）之一，见脉弦细，或伴乏力等气血、津液亏虚表现者，均可放心使用本方，说明小柴胡汤运用甚广。但临证中，也有脉象与小柴胡汤主脉不符者，如第231条的脉浮、第266条的脉沉紧。前者指出了表证刚入半表半里，脉仍浮，但临床主要表现为少阳证；后者指出了邪气已入半表半里，邪气已较深，脉沉紧，没用吐下法，邪气还没进一步入里，临证还是表现为少阳证，仍要用小柴胡汤和解少阳。此两条仲景给我们明示了，临床中使用本方要知常达变，在脉证不相符时，有时舍脉从证，有时舍证从脉。

综上所述，本方具有解少阳邪热，疏利三焦气机，调畅气血，和胃止呕，健胃生津等功用。广泛用于恶寒发热，头晕头痛，口干口苦，心烦失眠，心悸怔忡，恶心呕吐，咳嗽气促，胸胁胀满，腹痛腹泻，大便干燥，小便不利，黄疸等病证。如《伤寒论》第96条原方证加减运用指出：若胸中烦而不呕者，去半夏、人参，加栝楼实一枚；若渴者，去半夏，加人参合前成四两半，栝楼根四两；若腹中痛者，去黄芩，加芍药三两；若胁下痞硬者，去大枣，加牡蛎四两；若心下悸，小便不利者，去黄芩，加茯苓四两；若不渴，外有微热，去人参，加桂枝三两，温服微汗愈；若咳者，去人参、大枣、生姜，加五味子、干姜二两。以上明示了小柴胡汤药证加减变化的多样性和临床应用的广泛性。

(7) 临床应用

脏腑是一个统一的整体，因此六经亦是一个统一的整体。太阳主表为开，阳明主里为合，少阳为三阳之枢，为半表半里。因此，少阳病可与太阳病、阳明病合病或并病。少阳之经气，主要来源于太阴的水谷精微，以及少阴肾中的阳气，当太阴虚衰，或少阴阳气不足时，少阳常虚，易感外邪，或少阳之邪长期携带不解，临床中少阳与太阴、少阳与少阴合病或并病者屡见不鲜。手少阳三焦又为气机升降出入之枢纽，少阳为病，往往又兼有气、血、水液为患，因此本方临床有多种加减变化。小柴胡汤单用或合方使用，临床适用范围十分广泛，历代有很多名医，使用本方加减化裁，治疗多种疾病，有"一张小柴胡打天下"之美誉。

- 小柴胡汤加生石膏，治疗小柴胡汤证高热口渴，心烦者。用于外感高热、肺炎发热、牙龈炎等。

- 小柴胡汤加芒硝，治疗小柴胡汤证潮热者，用于外感发热，少阳阳明合病，胸胁满痛，恶心呕吐，阳明里证潮热，大便难等，现代疾病急性胆囊炎、胆管炎、胆结石、不完全性肠梗阻等亦可用之。《伤寒论》第104条论述了伤寒十三日不解，是论述外感时间最长的条文，外邪从太阳已入少阳，为少阳病，故胸胁满而呕，本是小柴胡汤证，应用和解法。可医者用下法，使邪入里，转属阳明，故有潮热。此时，治之先和解少阳，用小柴胡汤，后再用柴胡加芒硝汤。因先用了小柴胡汤，少阳证已不甚，故只取小柴胡汤三分之一量加芒硝二两。芒硝又名硝石，《神农本草经》曰："芒硝味苦，寒。治五脏积热，胃胀闭，涤去蓄结饮食，推陈致新，除邪气"，功效与大黄相似。芒硝与大黄均为苦寒之药，均有泻下，荡涤胃肠积热，推陈致新之功，但芒硝长于泻热，大黄长于荡涤肠中燥屎积聚。因本条所述为阳明"潮热"，而无肠中燥屎、不大便等肠腑积聚之证，故仲景用芒硝而不用大黄。对于芒硝泻阳明里热作用，郝万山教授曾很形象地指出"麻黄长于发皮肤之汗，芒硝长于发肠管之汗"。

- 小柴胡汤合银翘散，治疗少阳阳明并病发热，口渴，汗出，乏力，不思饮食者。用于外感发热、虚人、产后感冒、腮腺炎等。

- 小柴胡汤合桑菊饮，治疗少阳阳明并病，发热，汗出，咳嗽，咯脓痰，咽喉疼痛，乏力，不思饮食者。用于上呼吸道感染、急慢性咽喉炎等。

- 小柴胡汤合葛根汤，治疗太阳病转属少阳者，高热恶寒，无汗，流清涕，鼻塞，颈强痛，或肩背痛者。用于感冒、颈椎病、肩周炎、急慢性鼻炎、过敏性鼻炎等。

- 小柴胡汤合葛根汤合麻黄附子细辛汤，治三阳合病并少阴病者，颈强痛，怕冷，肩背冷痛，无汗，恶风，口干口苦，不思饮食，大便干燥或稀溏，嗜睡乏力，脉沉细等。用于体虚感冒、颈椎病、肩周炎等。

- 小柴胡汤合温胆汤，用于梅尼埃病、抑郁症、失眠症、神经症、心悸怔忡等。

- 小柴胡汤合麦门冬汤，治疗咽喉疼痛，口干口苦，咳嗽少痰者。用于急慢性咽喉炎、上呼吸道感染等。

- 小柴胡汤合桂枝汤，治疗太阳中风转属少阳证，即太阳少阳并病，发热，汗出，恶风，身体关节疼痛。用于外感病、关节炎等。

- 小柴胡汤合小陷胸汤，治疗少阳阳明合病，胁下满痛，心下疼痛，按之盛，咳嗽气喘，咯脓痰者。用于急慢性胆囊炎、急慢性胃炎、上呼吸道感染、支气管炎等。

- 小柴胡汤合吴茱萸汤，治疗少阳厥阴合病，两胁满痛，心下疼痛，干呕，头晕，头痛者。用于急慢性胆囊炎、急慢性胃炎、神经性头痛、血管性头痛等。

- 小柴胡汤合茵陈蒿汤，治疗少阳阳明湿热证，口苦口干，目眩，两目发黄，身黄，小便黄，乏力，不思饮食，大便干结者。用于各种肝炎、胆囊炎黄疸重者。

- 小柴胡汤合茵陈五苓散，治疗少阳太阴合病，目黄，身黄，发热，小便黄、色淡，小便量少者。用于慢性肝炎、肝硬化伴腹水者。

- 小柴胡汤合桂枝茯苓丸合逍遥散，治疗少阳证兼水饮血瘀者，头晕头痛，妇人月经不调，乳房疼痛，乳房包块等。用于血管性头痛、神经性头痛、脑梗死、闭经、月经过多、附件炎、子宫肌瘤、卵巢囊肿等。

- 小柴胡汤合桂枝新加汤，治疗虚人外感，身体疼痛者。用于产后、老人、体弱者外感疾病，乏力，不思饮食，身体疼痛等。

- 小柴胡汤合当归芍药散，治疗两胁痛，口干口苦，不思饮食，月经不调，痛经者。用于肝炎综合征、肝硬化、月经不调、痛经、附件炎、慢性盆腔炎等。

- 小柴胡汤合猪苓汤，治疗少阳阳明蓄水证，口干口苦，渴而欲饮，小便黄赤，小腹隐痛，白带黄者。用于急慢性尿路感染、急慢性盆腔炎等。

- 小柴胡汤合四妙散加金钱草、海金沙，治疗尿频，尿急，尿痛者。用于急性尿路感染、泌尿系结石等。

- 小柴胡汤合半夏泻心汤、甘草泻心汤、生姜泻心汤，治疗口干口苦，不思饮食，乏力，胁满，心下痞满，呕吐，下利者。用于急慢性胃肠炎、胃肠神经功能紊乱、复发性口腔炎、急慢性咽喉炎、慢性直肠炎等。

- 小柴胡加大黄汤，治疗少阳阳明并病，口干口苦，乏力，不思饮食，胸胁满，大便难。用于便秘、急慢性肠炎、肠道功能紊乱、急慢性胆囊炎、胆结石等。

- 小柴胡汤合橘子姜汤，治疗少阳证，口干口苦，两胁满痛，心下胀满，嗳气则减，不思饮食，大便干燥。用于慢性胆囊炎、慢性胃炎、胃功能紊乱等。

- 小柴胡汤合桂枝茯苓丸、四逆散，治疗胸胁满痛，心痛胸痹，心悸，乳房疼痛、包块，少腹包块，腹痛，痛经，闭经，月经不调等。用于乳腺增生症、冠心病、肺气肿、肺心病、慢性盆腔炎、附件炎、子宫肌瘤、卵巢囊肿、闭经等。

- 小柴胡汤合四君子汤，治疗不思饮食，口干口苦，大便溏。用于慢性胃炎、肠道功能紊乱者。

- 小柴胡汤合平胃散，治疗口干口苦，不思饮食，两胁满，心下胀痛，嗳气吞酸等。用于急慢性胆囊炎、胃炎、胃下垂等。

- 小柴胡汤合栀子豉汤，治疗口干口苦，心烦失眠等。

- 小柴胡汤合小建中汤，治疗少阳太阴并病，腹痛腹泻。用于急慢性肠炎里急后重者。

- 小柴胡汤合麻子仁丸，治疗老年性便秘、习惯性便秘、产后便秘等。

- 小柴胡汤合半夏厚朴汤，治疗少阳证兼痰饮气郁者，咽中不适，如有异物，咳嗽咯痰，恶心欲呕者。用于慢性咽炎、上呼吸道感染等。

- 小柴胡汤合麻黄附子细辛汤，治疗少阳少阴合病者，见口干口苦，不思饮食，右胁满痛，背冷足寒，嗜睡乏力，脉沉细者。用于阳虚感冒兼少阳证、慢性胆囊炎、乳腺增生症等。

- 小柴胡汤合四物汤，治疗少阳病兼血虚者，见口干口苦，经行腹痛，头晕头痛，月经量少。用于血虚感冒、月经不调、痛经、失眠等。

- 小柴胡汤合小青龙汤，治疗太阳少阳合病兼水饮内停者，见恶寒发热，咳喘，咯白色痰，口干口苦，不思饮食，大便干燥或稀溏，乏力等。用于上呼吸道感染、急慢性支气管炎。

- 小柴胡汤合小青龙汤、金匮肾气丸，治疗太阳少阳少阴合病，见反复咳喘数年，咯稠痰，口干口苦，不思饮食，大便干燥，口渴欲饮，小便频繁，以夜间为甚，双下肢水肿等。用于慢性支气管炎、肺气肿、肺心病等。

(8) 临床验案

病案一 牙龈肿痛

李某，男，53岁，本院职工，2017年8月13日初诊。

刻诊：自诉口腔左侧因有智齿，每年都会牙龈肿痛。1周前出现左侧智齿疼痛，逐渐加重至左侧齿龈红肿热痛，服用头孢类、红霉素等抗生素，时好时坏，遂寻求中药治疗。诊时见左侧齿龈红肿，张口困难，舌红，苔薄微黄，手摸左侧面部发热，口干口苦，欲饮，右脉浮滑，左脉弦细数。

中医诊断：少阳阳明合病。

西医诊断：牙周炎。

处方：小柴胡汤合白虎汤加减。柴胡 90g，黄芩 30g，党参 30g，生半夏（洗）40g，生姜 30g，大枣 12 枚，炙甘草 30g，生石膏（打粉）150g，知母 60g。

上方加水 15 小碗（约 2000ml），浸泡 1 小时，中火煎煮 1 小时，去渣，再煮 30 分钟，分多次温服，每日 1 剂。共服 3 剂，诸症消失而愈。

病案二 腹胀

何某，男，44 岁，仪陇赛金场镇人，2018 年 10 月 10 日初诊。

刻诊：1 年前出现腹部胀满，口干口苦，大便干燥不爽，矢气多，排气后稍减，随即又胀，不思饮食，神差乏力，腹部发冷。肠镜检查、腹部 B 超检查均无异常。经多方中西医治疗（用药不详），效欠佳。舌质淡，苔薄白，脉沉细。

中医诊断：少阳、太阴、少阴合病。

西医诊断：肠道功能紊乱。

处方：小柴胡汤合厚朴生姜半夏甘草人参汤合麻黄附子细辛汤加减。柴胡 65g，黄芩 25g，党参 30g，生姜 90g，大枣 12 枚，炙甘草 30g，生半夏（洗）50g，厚朴 90g，生麻黄 30g，北细辛 30g，蒸附片 30g。

上方加水 15 小碗，浸泡 1 小时，中火煎煮 1 小时，去渣，分 6 次温服，每日 3 次。3 剂。

上方服 3 剂后，诸症大为减轻，腹胀满大减，食欲增加，精神好转，大便每日 1 行，排气减少。后复诊，投柴胡桂枝干姜汤合厚朴生姜半夏甘草人参汤合麻黄附子细辛汤。又 3 剂，诸症消失而愈。

病案三 胃痛

杨某，男，48 岁，住仪陇新政镇，2018 年 11 月 29 日初诊。

刻诊：半年前，出现胃脘胀痛，伴呃逆，失眠，夜间易醒。经胃镜检查，诊断为"慢性胃窦炎"，服西药治疗（用药不详），时好时坏。经人介绍，来我处求诊。患者自诉上腹胀痛、烧灼，呃逆反酸，失眠，每晚睡 2～3 小时，易醒，口干口苦，舌质淡红，苔薄黄，左脉弦细，右脉寸浮，关尺部弱。

中医诊断：阳明、少阳、太阴合病。

西医诊断：慢性胃炎、神经功能紊乱。

处方：黄连汤合小柴胡汤加减。黄连 30g，生半夏 45g（洗），桂枝尖 30g，筠姜 30g，党参 30g，大枣 12 枚，炙甘草 30g，柴胡 65g，黄芩 25g，生姜 30g，酸枣仁（炒）30g，柏子仁 20g。

上方加水 16 小碗（约 2000ml），浸泡 1 小时，中火煎煮 1 小时，去渣，再煎煮 30 分钟，分 6 次温服，每日 3 次，每 2 日 1 剂。共 3 剂。

12 月 5 日二诊：服上方 3 剂后，上腹胀痛减轻，呃逆反酸亦减轻，已能正常入睡，每晚睡 8 小时左右，中途不再醒。上方再进 3 剂，煎服法同前，服后诸症消失而愈。

病案四 带状疱疹后遗神经痛

杜某，女，79 岁，仪陇县赛金和平村人，2018 年 11 月 29 日初诊。

刻诊：2 个月前，患者背部及两胁下、腹部患红色疱疹，在我院住院，诊断为"带状疱疹"，治疗后疱疹消失，但仍感烧灼疼痛，经中西医治疗无效（西药用阿昔洛韦），今日来院求中医治疗。见背部、两胁下及腹部疱疹消失，皮肤呈深褐色，患者自诉局部烧灼疼痛，口干口苦，舌质边尖红，苔薄黄，脉弦细。

中医诊断：太阳、阳明、少阳合病。

西医诊断：带状疱疹后遗神经痛。

处方：大青龙汤合麻黄连翘赤小豆汤合小柴胡汤加减。生麻黄

30g，桂枝尖 30g，生姜 30g，大枣 12 枚，炙甘草 30g，生石膏（粉）65g，杏仁 15g，连翘 30g，赤小豆 50g，桑白皮 30g，柴胡 65g，黄芩 25g，生半夏（洗）45g，党参 30g。

上方加水 13 小碗（约 1500ml），浸泡 1 小时，中火煎煮 1 小时，去渣，分 6 次温服，每日 3 次，每 2 日 1 剂。3 剂。

上方服 3 剂后，于 12 月 7 日复诊，烧灼疼痛感减轻，舌质淡，苔薄白，脉沉细。原方加麻黄附子细辛汤（麻黄 30g，北细辛 30g，蒸附片 30g），煎煮方法同前，分 6 次温服，每日 3 次，每 2 日 1 剂。4 剂后，诸症消失而愈。

病案五 黄疸

黄某，男，64 岁，仪陇新政镇人。以"目黄、身黄、小便黄 1 周"，于 2018 年 11 月 23 日初诊。

刻诊：1 周前患者出现目黄、身黄、小便黄，伴背心疼痛，在某医院就诊，B 超检查提示"肝内胆管多个结石、肝囊肿"，住院治疗 1 周，无缓解。经人介绍来我处求中医治疗。诊时，两目、全身黄如橘色，小便亦黄，背心疼痛，无厌油腻，无厌食，无乏力等表现，舌质淡红，苔薄白，右脉浮大，左脉弦细。经检查，肝炎抗体阴性，谷丙转氨酶 625U/L，谷草转氨酶 358U/L，总胆红素 113.6mmol/L，直接胆红素 68.9mmol/L，间接胆红素 44.7mmol/L。

中医诊断：太阳、阳明、少阳合病。

西医诊断：肝内胆管结石、肝功能损害。

处方：小柴胡汤合麻黄连翘赤小豆汤加减。柴胡 65g，黄芩 25g，生半夏（洗）35g，党参 30g，大枣 20g，炙甘草 30g，生姜 30g，麻黄 20g，连翘 30g，赤小豆 50g，杏仁 20g，桑白皮 30g，金钱草 30g，延胡索 30g，香附 20g，郁金 30g，茵陈 60g。

上方加水 15 小碗（约 1800ml），浸泡 1 小时，中火煎煮 1 小时，并去上沫、去渣，分 6 次温服，每日 3 次，每 2 日 1 剂。2 剂。

11 月 27 日二诊：服上方后，黄疸明显减轻，小便变淡黄，背心疼痛消失。继续原方加鸡矢藤、威灵仙、茯苓各 30g，以加强除湿作用。煎服法同前，5 剂。

12 月 8 日三诊：服上方后，目黄、身黄、小便黄明显减轻，自述夜尿多、每夜 3～4 次，泛吐清水，大便稀溏，舌质淡，苔薄白，脉沉细。辨证为"少阳太阴少阴合病"，拟柴胡桂枝干姜汤合八味肾气丸加味。

处方：柴胡 65g，黄芩 25g，桂枝 30g，筠姜 30g，生牡蛎 30g，天花粉 45g，炙甘草 30g，蒸附片 30g，茯苓 30g，干生地黄 45g，淮山药 30g，山茱萸 45g，牡丹皮 30g，泽泻 30g，金钱草 30g，延胡索 30g，郁金 30g，鸡矢藤 30g，威灵仙 30g。煎服法同前，6 剂。

12 月 20 日四诊：服上方后，黄疸全部消退，口吐涎沫、大便溏等症减轻，肝功能各项指标均正常，肝脏 B 超提示，肝内胆管结石消除，肝囊肿大小约为 1.9cm×1.1cm。继续用附子理中汤，补后天之本。

病案六　咳嗽

许某，男，62 岁，仪陇县城人。以"咳嗽 1 年"，于 2019 年 3 月 22 日初诊。

刻诊：1 年前，因感冒引起咳嗽，经中西药治疗缓解，后反复发作，咳嗽，咯痰不爽，每咳少许稠痰，咽喉不利。1 个月前，因感冒后加重，伴口干口苦，又在我院呼吸科住院，经肺部 CT 检查提示为"双肺慢性感染"，住院用抗生素、止咳化痰药等治疗后，效果不佳，仍咳嗽痰少，咯痰不爽，黏稠痰，咽喉不利，如有异物，口干口苦，出院后求中医治疗。现上述症状加重，伴背心发冷，夜尿频繁，舌质淡红，苔少，中间裂纹，左脉弦细沉，右脉沉细。

中医诊断：太阳、少阳、少阴合病。

西医诊断：双肺慢性感染。

处方：小柴胡汤合小青龙汤合金匮肾气丸（汤）加减。柴胡65g，黄芩25g，生半夏（热水洗）35g，生姜30g，大枣20g，党参30g，炙甘草30g，生麻黄30g，桂枝30g，白芍30g，筠姜45g，北细辛30g，五味子20g，蒸附片30g，干生地黄45g，淮山药45g，山茱萸30g，茯苓30g，泽泻30g，牡丹皮30g，紫菀30g，款冬花30g，白果（打碎）20g。

上方加水15小碗（约1600ml），浸泡1小时，中火煎煮1小时（水沸计时），去渣，分6次温服，每日3次，每2日1剂。4剂。

4月3日二诊：咳嗽减轻，能咳出泡沫痰，咳痰后咽喉爽利，有微汗出，夜尿减少，但不思饮食，大便稀溏。效不更方，原方减麻黄为15g，加炒白术30g，有理中汤之意，以加强温中健脾之功。再进4剂，煎服法同前。

4月12日三诊：咳嗽消失，睡眠、饮食、二便正常，临床治愈。后用中成药理中丸、金匮肾气丸再服1个月，以健脾益肾，巩固疗效。

3. 大柴胡汤证

大柴胡汤出自仲景《伤寒杂病论》，原文方证共有4条，《伤寒论》中3条，《金匮要略》中1条。

(1) 原文

《伤寒论》第103条：太阳病，过经十余日，反二三下之，后四五日，柴胡证仍在者，先与小柴胡汤。呕不止，心下急，郁郁微烦者，为未解也。与大柴胡汤，下之则愈。

《伤寒论》第136条：伤寒十余日，热结于里，复往来寒热者，与大柴胡汤……

《伤寒论》第 165 条：伤寒发热，汗出不解，心中痞硬，呕吐而下利者，大柴胡汤主之。

《金匮要略·腹满寒疝宿食病篇》：按之心下满痛者，此为实也，当下之，宜大柴胡汤。

(2) 原方组成

柴胡半斤　黄芩三两　芍药三两　半夏（洗）半升　生姜（切）五两　枳实（炙）四枚　大枣（擘）12 枚　大黄二两

上八味，以水一斗二升，煮取六升，去滓，再煎，取三升，温服一升，日三服。一方加大黄二两，若不加，恐不为大柴胡汤。

按东汉时期的计量换成现代的计量，此方药量为：柴胡 120g，黄芩 45g，芍药 45g，半夏（洗）65g，枳实 30g，生姜 75g，大枣 20g，大黄 30g。

煎服法：上药加水 2400ml，煎取 1200ml，去渣，后入大黄，再煎取 600ml，每次服 200ml，每日服 3 次。

(3) 临床用量及煎服法

药物剂量以成人用量为例，分为小剂、中剂和重剂，以 50kg 体重为标准，小儿按体重折减。关于大、中、小剂量的用法，临床上根据患者年龄、体质强弱、病情轻重等情况灵活运用。一般年轻者、体质强者、病情急者，用大剂量，可采用每日 1 剂或每 2 日 1 剂，每日 3 次温服；体质一般、病情缓者、中老年人，则用中量，每日 1 剂或每 2 日 1 剂，每日 3 次温服；对老年患者、体弱者，采用小剂量，据病情每日 1 剂或每 2 日 1 剂，每日 3 次温服。

重剂：柴胡 120g，黄芩 45g，白芍或赤芍 45g，生半夏 65g，枳实 30g，生姜 75g，大枣 20g，大黄（另包）30g。

中剂：柴胡 90g，黄芩 30g，白芍或赤芍 30g，生半夏（热水洗 5 次，若用法半夏，不宜洗）45g，枳实 24g，生姜 45g，大枣 15g，大黄（另包）20g。

小剂：柴胡 65g，黄芩 24g，白芍或赤芍 24g，生半夏（热水洗 5 次，若用法半夏，不宜洗）30g，枳实 20g，生姜 30g，大枣 12g，大黄（另包）12g。

煎煮法：上药加水 16 小碗（约 2000ml），浸泡 1 小时，中火煎煮 1 小时，去渣，小火再煎半小时，分 3 次或 6 次温服，每日 3 次。其中，大黄另加水煎煮 20 分钟，分次兑服，以通利大便，每天 1～2 次为宜。

(4) 方解

大柴胡汤由小柴胡汤去人参、甘草，加大黄、芍药、枳实而成，并加大生姜用量至五两。本有小柴胡汤、四逆散、小承气汤等处方架构，仍以柴胡为君药，用量达半斤，主要功效为解热，散结气，推陈致新。如《神农本草经》谓：柴胡主心腹肠胃中结气，饮食积聚，寒热邪气，推陈致新。去人参、甘草，是因无里虚之证。加芍药、枳实，与柴胡组成四逆散之意，有行气散结破积之功。加大黄，与枳实构成小承气汤之意，有清热破积，荡涤胃肠，活血逐瘀，推陈致新之功，如《神农本草经》谓：大黄下瘀血，血闭，寒热，破癥瘕积聚，留饮宿食，荡涤胃肠，推陈致新，通达水谷，调中化食，安和五脏。大黄亦为本方要药，但仅用二两，为小承气汤中之半量，可见本方阳明证并不甚，仍以少阳证为主。加大生姜用量，意在和胃止呕、辛散积聚。

大柴胡汤为少阳阳明两解剂，方中柴胡、黄芩、半夏三药用量与小柴胡汤同，说明少阳证与小柴胡汤一样较甚。柴胡、芍药、枳实组成四逆散架构；生姜加为五两，与半夏组成小半夏汤架构，可降逆和胃止呕，说明大柴胡汤方证中"呕吐"较重；大黄、枳实组成小承气汤架构，且大黄只用了二两，说明阳明证并不重；大柴胡汤虽为少阳阳明两解剂，但少阳证重于阳明证，要注意各药之间的比例；大黄后下，煎煮法同小柴胡汤，说明仍以和解法为主。服法同小柴胡汤，与治疗阳明里证的"三承气汤"法不同，进一步说明本方以治疗少阳证为主。

(5) 功用及主治

- 本方治表证不解，热邪入里，转属少阳阳明者，虽然为少阳阳明合病或并病，但仍以少阳之往来寒热为主，并未见阳明之潮热。因此，本方虽既解少阳之热，又治阳明里实之证，但仍以解少阳之热为主。

- 少阳经过胸胁，正邪交争于胸胁心下；阳明证，邪居胃肠。本方能治热邪侵入少阳半表半里、瘀滞于两胁及胃脘之间，致中焦升降失常，表现为呕不止，心下急（胀满、紧缩不适）。

- 太阳表不解，热邪内陷，正邪交争于胸胁胃脘，表现为心中痞硬。胃气壅滞不通，升降失常，呕吐下利，内实苔黄者，下之则愈，由本方治之。

- 《伤寒论》第 257 条：病人无表里证，发热七八日，虽脉浮数者，可下之……据此条文，临床很多高热，即由本方所主，可多加生石膏。

- 热邪壅滞胸胁、胃脘，而成心下胀满疼痛者，此为实，当下，宜本方。方中柴胡、大黄，均能清热，破积滞，推陈致新。而上述之心下满而硬痛者，既有少阳之气结，又有阳明之里实，但并非阳明之大实，大腹胀痛，大便燥结，故不用承气辈。

- 本方有四逆散框架，凡气机升降障碍，气血壅滞不通所致的胀满疼痛病变，本方皆能治之。

- 头为诸阳之会，且为"清窍"，凡少阳阳明热邪上冲，热邪犯及头面两经之地，上扰头目所致的惊狂、头晕、头痛、目眩、目赤、耳鸣、耳聋、鼻衄、牙龈肿痛、甲状腺肿大等诸多疾病，本方治之多验。

综上所述：本方重在治少阳经、阳明经循行领地之阳证、热证、实证，以及胆腑、胃肠积聚之诸多病证。如少阳证的往来寒热、胸胁痞满、呕吐下利、心烦不寐、目赤红肿、耳聋耳鸣、口干口苦、眉痛鼻干、头晕头痛；阳明里热的发热汗出，牙龈红肿、出血，乳房红肿，腹满腹痛，下利呕逆，大便难解、出血，肛门红肿疼痛；气机阻滞的脘腹胀满、乳房胀痛、大便不爽、腹胀矢气等，皆为本方所主。

(6) 临床应用

大柴胡汤证为少阳阳明合病或并病，仲景虽未言其脉，但不难推之，其脉弦滑或弦大有力。大柴胡汤为少阳阳明双解剂，既治邪犯少阳而无里虚者，又治阳明里证而无胃肠津亏、燥屎内结之内实较甚者。有解热、化瘀、破结、行滞、止血、止呕、止利、止痛、化宿食、推陈致新等功效，主治脑系、胸腹腔脏器、胃肠、泌尿系统、肛肠、生殖系统、五官科、妇科等多种疾病。临床除单用外，常与多方合用，分述于下。

- 大柴胡汤合生石膏汤，治疗外感表邪，高热不退，口舌干燥，心烦，心下胀满，大便干，苔黄者。常用于流行性感冒、暑邪、脑炎、肺炎、各种癌症发热等。

- 大柴胡汤合银翘散加生石膏，治疗温病初中期发热，症见发热汗出，口干心烦，大便难，舌质红，苔黄。常用于流行性感冒、肺炎、支气管炎、咽喉炎、扁桃体炎、腮腺炎等。

- 大柴胡汤合桑菊饮，主治发热汗出，肺热咳嗽，咯脓痰，口干欲饮，心烦欲呕，大便干燥等。常用于外感热邪、肺炎、支气管炎等。

- 大柴胡汤合麻杏石甘汤，用于外感发热汗出，咳喘，咯脓痰，口干舌燥，心烦欲呕。用于急性支气管炎、肺炎。

- 大柴胡汤合小陷胸汤，主治发热，胁下满痛，心下按痛，口干欲饮，心烦欲呕，咳嗽吐脓痰，咯血，大便干燥。用于急性胆囊炎、胆结石、胃炎、肺炎、急性支气管炎等。

- 大柴胡汤合桂枝茯苓丸，主治头晕头痛，乳房疼痛，心悸气促，月经不调，痛经。用于脑梗死、脑震荡、脑出血、血管性头痛、神经性头痛、冠心病、高血压性心脏病、乳腺增生、月经过多、闭经、痛经、面部色素沉着等。

- 大柴胡汤合桃核承气汤，主治口干口苦，心烦失眠，头痛头晕，咳喘，咯血，神昏发狂等。主治脑出血、脑梗死、神经性头痛、精神分裂症、癫痫、哮喘、支气管扩张出血、泌尿系结石等。

- 大柴胡汤合茵陈蒿汤，主治目黄，身黄，小便黄，大便难，发热心烦，呕吐等。主治急性肝炎、急性胆囊炎、黄疸出血型钩体病等。

- 大柴胡汤合当归芍药散，主治右胁隐痛，两胁胀满，口干口苦，小便色黄，大便干燥，月经不调，痛经，妇人下腹包块等。用于慢性肝炎、肝硬化、月经不调、痛经、乳腺增生、慢性附件炎、卵巢囊肿等。

- 大柴胡汤合白头翁汤，主治腹痛，里急后重，下利脓血等。用于急性细菌性痢疾、阿米巴痢疾、急慢性肠炎等。

- 大柴胡汤合猪苓汤，主治口干欲饮，小便涩痛，小便出血，小便不尽等。用于急慢性尿路感染、泌尿系结石、急慢性前列腺炎、急慢性盆腔炎、盆腔积液等。

- 大柴胡汤合大黄牡丹皮汤，主治腹痛，两胁痛，白带量多，小便涩痛，大便出血等。用于各种痈肿、胆囊炎、胰腺炎、阑尾炎、盆腔炎、附件炎、痔疮肿痛等。

(7) 临床验案

病案一 躁狂症

景某，男，69岁，仪陇县城人。以"烦躁、语言不休1年"，于2018年11月9日初诊。

刻诊：1年前因迷恋古玩，买了很多假货，逐渐精神失常，表现为烦躁、语言不休、声高气粗，夜不能寐等，经某精神卫生中心，诊断为"精神分裂症"，长期服用西药（不详）治疗，病情稳定，因曾是我中学母校教师，怕长期服用西药不良反应大，遂来我处求中医治疗。症见心烦不寐，语言多，声高气粗，大便干燥，口干口苦，喉中痰鸣，舌边尖红，苔薄微黄，脉弦大。

中医诊断：少阳、阳明合病，兼气滞痰瘀互结证。

西医诊断：精神分裂症。

处方：大柴胡汤合桃核承气汤合温胆汤加减。柴胡90g，黄芩30g，生半夏（洗）35g，大枣20g，生姜30g，白芍30g，枳实30g，生大黄20g，桂枝30g，桃仁20g，芒硝（分冲）30g，茯苓30g，生半夏（洗）30g，陈皮30g，竹茹20g，石菖蒲20g，生南星15g。

上方加水16小碗，浸泡1小时，中火煎煮1小时，去渣，分6次服用，每日3次，每2日1剂。2剂。

11月14日二诊：服上方后，大便每日2次，泻下痰涎及黑便甚多，心烦减轻，能入睡，语言不多，口干口苦减轻。舌边尖红，苔白，脉弦。上方易为小柴胡汤合桂枝茯苓丸加生石膏，每2日1剂。服用1个月后，随访精神佳，睡眠好，二便正常，心烦、语言多等症消失。患者已逐渐停用一切西药。

病案二 咳嗽气喘

郭某，男，60岁，仪陇县城人。以咳嗽、气喘2个月余，于2019年1月8日初诊。

刻诊：2个月前，患者因外感出现咳嗽、气喘，咯黄稠痰等，在我院呼吸科诊治，诊断为"支气管炎"，并服用抗生素、止咳、平喘西药，效果不显，上述症状持续不减，故求中医治疗。症见咳喘，胸闷不舒，咳黄色稠痰，背心冷，发热汗出，以上半身为甚，口干口苦，口臭，舌质红，苔黄微厚，脉弦大有力。

中医诊断：太阳、阳明、少阳合病。

西医诊断：支气管炎。

处方：大柴胡汤合小青龙汤合麻杏石甘汤加减。柴胡65g，黄芩25g，生半夏（洗）35g，生姜30g，大枣20g，白芍30g，枳实30g，生大黄（另煎，兑服）20g，生麻黄30g，桂枝30g，白芍30g，筠姜30g，北细辛30g，五味子20g，炙甘草30g，杏仁20g，生石膏（粉）75g，紫菀30g，款冬花30g，白果（打碎）20g。

上方加水16小碗，将药浸泡1小时，中火煎煮1小时，开盖去沫，去渣，分6次温服，每日3次，每2日1剂。其中，大黄另煎20分钟，分次兑服，以保持大便稀溏，每日1～2次为宜。2剂。

1月13日二诊：服上方后，诸症减轻，效不更方，再进2剂，煎服法同前。后再用柴胡桂枝汤加厚朴、杏仁、紫菀、款冬花、白果，2剂痊愈。

病案三 臀胀痛、腹满痛

漆某，男，66岁，仪陇土门镇人。以"右侧臀部胀痛、上腹满痛1个月"，于2018年11月9日初诊。

刻诊：1个月前，不明原因出现右臀部胀痛，行走困难，上腹满痛，打呃等，在当地诊治，效果不显，故来我处求治。症见右侧臀部胀痛难忍，行走困难，伴上腹胀痛，打呃，不思饮食，背心冷，双下肢冷，夜尿频繁，口干口苦，大便干燥，舌质淡红，苔薄白，左寸关脉弦，右脉浮大，双尺脉沉弱。腰部CT显示腰椎间盘突出症、腰椎退行性变。曾有慢性胃炎病史2年多。

中医诊断：太阳、少阳、阳明、少阴合病。

西医诊断：腰椎间盘突出症、腰椎骨质增生症。

处方：大柴胡汤合葛根汤合金匮肾气丸加减。柴胡60g，黄芩25g，生半夏（洗）35g，生姜30g，枳实30g，白芍30g，生大黄（另煎兑服）20g，葛根60g，生麻黄30g，桂枝尖30g，炙甘草30g，蒸附片30g，干生地黄45g，山茱萸45g，淮山药30g，茯苓30g，泽泻30g，牡丹皮30g，砂仁20g，麦芽30g，谷芽30g，莱菔子（炒）45g。

上方加水16小碗，将药浸泡1小时，中火煎煮1小时，分6次温服，大黄另煎兑服，保持大便稀溏，每日1～2次为宜。每日3次，每2日1剂。3剂。

11月16日二诊：服上方后，右臀部胀痛减轻，双下肢冷减轻，夜尿仍多，上腹仍胀气，口干口苦减轻。舌质淡红，苔薄黄，脉弦细。用小柴胡汤合香砂枳术丸合葛根汤合金匮肾气丸。煎服法同上，4剂。

11月24日三诊：服上方后，诸症减轻，右臀部胀痛大减，腰部冷痛，小便黄，上方合肾着汤，加茵陈、秦艽。煎服法同前，4剂。后随访，诸症消失，右臀部不胀，行走自如，夜尿每晚1次，上腹满消失，临床治愈。

4. 柴胡加龙骨牡蛎汤证

(1) 原文

《伤寒论》第107条：伤寒八九日，下之，胸满烦惊，小便不利，谵语，一身尽重，不可转侧者，柴胡加龙骨牡蛎汤主之。

(2) 原方组成

柴胡四两 龙骨 黄芩 生姜（切） 铅丹 人参 桂枝（去皮） 茯苓各一两半 半夏（洗）二合半 大黄二两 牡蛎（熬）一两半 大枣（擘）六枚

上十二味，以水八升，煮取四升，内大黄，切如棋子，更煮一二沸，去滓，温服一升。本云，柴胡汤今加龙骨等。

根据东汉时计量与现代计量换算，原方剂量为柴胡60g，黄芩、生姜、人参、桂枝、龙骨、煅牡蛎、茯苓、铅丹各25g，生半夏（洗）35g，大枣（切）6枚，生大黄30g。

煎服法：加水1600ml，煮取800ml，再加入大黄（切小块），又煎20分钟，去渣，温服200ml。

(3) 注意事项

本方药煎煮方法不如小柴胡汤时间长，可能是柴胡和半夏用量减少的原因。去渣后也不再煎煮药液，说明本方不再是"和法"方剂。服法中，仲景未明言每日服几次，只是说温服一升（200ml），提示本方服用法可根据临床病情需要，每日3次或多次，每日1剂或半剂。

本方铅丹是铅的氧化剂，为四氧化三铅，又名黄丹、红丹、红粉，有毒。《神农本草经》曰："铅丹主吐逆胃反，惊痫癫疾，除热下气"，有镇惊安神，下气坠痰之功。由于有大毒，现在临床较少使用。有医家指出，如用本方治癫痫、惊狂等疑难重证，铅丹是要药，一般应包煎，先煎半小时，再入其余药，同时方中大黄用量宜大，泻之以防吸收中毒；同时，本品还有催吐作用，以吐出痰涎效佳。若仅用于一般安神、定惊，常用琥珀（冲服）代替，若用于一般顽痰，可用常山、白附子代替。

(4) 方解

伤寒八九日，其表不解，误用下法，从太阳转属少阳、阳明，而成少阳阳明合病。少阳邪热，气机郁滞，故胸满烦惊。热入阳明，热扰心神，故谵语。下后，胃气受损，胃虚则内有停水，故小便不利。误下而气上冲，水饮随之上行，外溢于肌肤，故一身尽重，甚至不能转侧。胃虚停饮，热邪久熬而为顽痰，上蒙清窍而成惊痫、癫狂重证。综上所述，本方证乃正虚邪恋，胃虚津亏，邪犯少阳，气机不利，邪陷阳明，热扰神明，水饮外溢。其脉象原文虽未言明，以症测之，应为脉弦，或弦细，或弦滑。

本方由小柴胡汤减半量去甘草，加大黄、桂枝、茯苓、龙骨、牡蛎、铅丹等组成。由于误用下法，津液已伤，胃气受损，少阳邪热，正虚邪恋，因此，仍用小柴胡汤和解少阳；由于邪气不盛，正气受损不重，因此用半剂小柴胡汤，以解郁热、除烦、健胃。加大黄，泻阳明里热，治谵语，并能逐痰饮，推陈致新，使邪从大便而出。加桂枝，降气冲。加茯苓利水，亦能降气。加龙骨、牡蛎，以安神、定惊。加铅丹，以降气坠痰，虽有毒，实为要药。

(5) 功用及主治

本方由小柴胡汤减半量加味而成，因此少阳证较小柴胡汤轻。加桂枝、茯苓，有苓桂术甘汤之意，可逐水饮，平冲降逆。加大黄，有承气汤之意，泻热逐瘀，涤荡腑实，用于阳明里实证。加龙骨、牡蛎、铅丹，可降逆安神，涤痰镇惊。因此本方具有清热除烦、健胃解郁、定惊安神、泻浊逐饮、化痰等功效，广泛用于少阳阳明合病，胃虚停饮，少阳邪热，阳明里实，痰蒙清窍，三焦气机郁滞，水饮外溢肌表所致的头晕头痛、耳聋目眩、癫痫惊狂、胸满烦惊、口干口苦、不思饮食、失眠难安、大便燥结、小便不利、肌肤水肿等。

(6) 临床应用

临床上本方单用或合方运用，可治疗多种神经精神系统疾病、心脑血管系统疾病、呼吸系统疾病、消化系统疾病及妇科疾病，如脑梗死、脑出血后遗症、失眠、抑郁症、焦虑症、精神分裂症、冠心病、心律失常（期前收缩）、慢性支气管炎、肺气肿、慢性肺源性心脏病、乳腺炎、乳腺增生、脂肪肝、急慢性肝炎、急慢性胆囊炎、胆结石、急慢性胃肠炎、盆腔炎、更年期综合征、神经性皮炎、银屑病等。

- 柴胡加龙骨牡蛎汤合酸枣仁汤，主治心烦失眠，头晕头痛，口干口苦。用于焦虑症、失眠、更年期综合征等。

- 柴胡加龙骨牡蛎汤合桂枝茯苓丸，主治头晕头痛，心烦失眠，心悸乏力，口干口苦，大便干燥等。用于神经性头痛、血管性头痛、脑梗死、脑萎缩、脑出血后遗症、脑外伤综合征、冠心病、心律失常（期前收缩）等。

- 柴胡加龙骨牡蛎汤合半夏厚朴汤，主治胁满，心下满痛，口干口苦，乏力，不思饮食，大便干燥，咽中异物感，咳喘，咯痰不爽等。用于急慢性胆囊炎、急慢性胃炎、慢性支气管炎、慢性咽炎、抑郁症等。

- 柴胡加龙骨牡蛎汤合栀子厚朴汤，主治心烦失眠，心下满痛，胸胁胀满，腹满胀痛，口干口苦，大便干燥等。用于失眠、慢性胆囊炎、慢性胃炎、慢性肠炎等。

- 柴胡加龙骨牡蛎汤合温胆汤，主治心烦失眠，恶心欲吐，头晕头痛等。用于焦虑症、抑郁症、神经性头痛、血管性头痛、梅尼埃病等。

- 柴胡加龙骨牡蛎汤合百合地黄汤，主治心烦失眠，手足心热，口干口苦，不思饮食，精神不佳，小便少，大便干燥等。用于更年期综合征、抑郁症、焦虑症等。

- 柴胡加龙骨牡蛎汤合导痰汤（必用铅丹），主治神昏，四肢抽搐，口吐白沫，狂躁等。用于癫痫发作、精神分裂症等。

- 柴胡加龙骨牡蛎汤合小陷胸汤，主治口干口苦，心烦失眠，不思饮食，大便干燥，胸胁满痛，心下按痛，咳嗽，咯脓痰，痰中带血等。用于急慢性胆囊炎、急慢性胃炎、支气管炎、支气管扩张伴咯血、乳腺炎等。

- 柴胡加龙骨牡蛎汤合桂枝茯苓丸合小陷胸汤，主治口干口苦，大便干燥，胸胁满，咳嗽气喘，心悸，双下肢肿等。用于慢性支气管炎、肺气肿、肺源性心脏病、冠心病、心律失常（期前收缩）、乳腺增生症等。

- 柴胡加龙骨牡蛎汤合小青龙汤，主治恶寒发热，身强痛，口干口苦，不思饮食，大便干燥，胸胁胀满，咯脓痰，咳喘，依息不得卧，下肢水肿等。用于上呼吸道感染、急慢性支气管炎、肺气肿、肺源性心脏病等。

- 柴胡加龙骨牡蛎汤合金匮肾气丸，主治口干口苦，右胸胁痞满，腹部胀满，形体肥胖，神差乏力，夜尿频繁，大便干燥，心烦失眠。用于脂肪肝、肝硬化、慢性胆囊炎、肥胖症等。

- 柴胡加龙骨牡蛎汤合大青龙汤合麻黄连翘赤小豆汤，用于带状疱疹、皮肤瘙痒、湿疹、急性荨麻疹、面部痤疮、红斑狼疮、神经性皮炎、银屑病等皮肤病。

(7) 临床验案

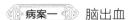 脑出血

王某，男，66岁，仪陇复兴镇人。以"右侧上下肢活动受限，语言不清2个月余"，于2019年1月4日初诊。

刻诊：2个月前，患者突然出现右侧上下肢活动受限，头晕头痛，不能言语，急于我院神经内科求治，诊断为"左脑出血"，并住院治疗2个月（用药不详），今日出院求中医方法治疗。症见头晕，右侧上下肢活动受限，肌力1级，温触觉存在，语言不清楚，心烦失眠，夜尿多，每晚3～4次，舌质淡红，苔薄白，脉弦，双尺脉重取沉、细小。

中医诊断：少阳、阳明、少阴合病，兼瘀血证。

西医诊断：脑出血恢复期。

处方：柴胡加龙骨牡蛎汤合金匮肾气丸合桂枝茯苓丸加减。柴胡65g，黄芩25g，生半夏（洗）35g，红参15g，生姜25g，大枣15g，炙甘草25g，生龙骨25g，生牡蛎25g，桂枝尖25g，茯苓30g，生大黄（另煎，兑服）25g，石菖蒲30g，蒸附片30g，干生地黄45g，淮山药30g，泽泻30g，牡丹皮30g，山茱萸45g，赤芍30g，桃仁15g。

上方加水16小碗，将药浸泡1小时，中火煎煮1小时，分6次温服，每日3次，每2日1剂。5剂。

1月14日二诊：服上方后，头晕消失，心烦减轻，能入睡，夜尿减少，每晚2次，上下肢活动改善，肌力3级，语言变为清楚。效不更方，继用原方5剂，煎服法同前。嘱加强上下肢功能锻炼。

2月14日三诊：患者能扶着，自己走来就诊，右上肢已能自行吃饭，语言清晰，夜尿仍每晚2次。因患者不想再喝中药汤剂，要求改用中成药治疗。以心脑康胶囊、消栓通络片、培元脑通胶囊继续巩固1个月。

〖病案二〗　视力下降

任某，男，66岁，仪陇县城人。以"双眼视力下降1年"，于2018年11月13日初诊。

刻诊：1年前，不明原因出现双眼视力下降，在我院眼科检查，诊断为"双眼底黄斑水肿",于门诊治疗（用药不详），时好时坏，视力逐渐下降，经人介绍，来我处治疗。症见视力下降，视物模糊，双眼瘙痒，灼热涩痛，以右眼为甚，伴流口水，口干口苦，夜尿多，舌质红，苔黄厚，脉弦滑。

中医诊断：少阳、阳明合病，兼痰饮上犯证。

西医诊断：双眼底黄斑水肿。

处方：柴胡加龙骨牡蛎汤加减。柴胡65g，黄芩25g，生半夏（洗）35g，党参25g，大枣15g，炙甘草25g，生姜25g，桂枝尖25g，茯苓30g，生大黄（另煎，兑服）20g，生龙骨25g，生牡蛎25g，竹茹15g，制胆星20g，生石膏（粉）65g，葛根60g，菊花30g，枸杞子30g。

上方加水18小碗，将药浸泡1小时，中火煎煮1小时，去渣，再煎煮30分钟，分6次温服，每日3次，每2日1剂。大黄加水2小碗，另煎20分钟，分次兑服，以每天大便稀溏为度。共4剂。

11月21日二诊：服上方后，患者自觉双眼干涩疼痛明显减轻，眼痒减轻，视力有所好转，舌苔变薄黄，脉弦软。上方加肾四味（李可方），煎服法同前，共5剂。

12月5日三诊：视物较前清晰，双眼痒止，无灼热，口仍干苦，夜尿多，每晚3次左右。舌边尖红，苔薄黄，左脉弦细，右脉沉弱。拟小柴胡汤合金匮肾气丸合肾四味。

处方：柴胡65g，黄芩25g，生半夏35g，生姜25g，党参30g，大枣20g，炙甘草30g，蒸附子20g，桂枝20g，干生地黄30g，山茱萸30g，淮山药30g，茯苓30g，泽泻30g，牡丹皮30g，淫羊藿30g，补骨脂30g，菟丝子30g，枸杞子30g，菊花30g。

上方加水16小碗，将药浸泡1小时，中火煎煮1小时，去渣，分

6次服，每日3次，每2日1剂。

上方共服1个月后，视物清晰，诸症消失而愈。眼科检查，双眼底黄斑水肿消失。

病案三 眩晕

李某，男，69岁，仪陇新政镇人。以"眩晕1个月"，于2019年1月10日初诊。

刻诊：眩晕，走路需人扶持，颈强痛，双下肢怕冷，夜尿多，舌边尖红，苔薄黄，中间裂纹，脉弦沉细。经院外治疗，效果不显。经我院CT检查，颈椎间盘突出、骨质退行性改变、脑萎缩；B超显示，双侧颈动脉粥样斑块。

中医诊断：少阳、阳明、少阴合病，兼痰瘀证。

西医诊断：颈椎病、脑萎缩、双侧颈动脉粥样斑块。

处方：柴胡加龙骨牡蛎汤合金匮肾气丸加减。柴胡65g，黄芩25g，生半夏（洗）35g，生姜25g，党参25g，大枣15g，炙甘草25g，桂枝尖25g，茯苓30g，生龙骨25g，生牡蛎25g，生大黄（另煎、兑服）20g，蒸附子25g，干生地黄30g，淮山药30g，山茱萸30g，牡丹皮30g，泽泻30g，葛根60g，石菖蒲20g，竹茹20g。

上方加水16小碗，将药浸泡1小时，中火煎煮1小时，去渣，分6次温服，每日3次，每2日1剂。大黄另煎20分钟，分次兑服，以大便稀溏为度。3剂。

1月17日二诊：服上方后，眩晕明显减轻，能自行前来就诊，述胃脘胀满（原有胆汁反流性胃炎病史），原方加香砂枳术丸。煎服法同前，4剂。

1月25日三诊：眩晕消失，上腹胀满减轻，夜尿减少。因不想服汤剂，改服中成药龙七胃泰片、脑得生丸、金匮肾气丸以巩固治疗。

【病案四】 躁郁症

姚某，男，28岁，珠海市斗门区景安镇人。以"烦躁、失眠、心悸10年"，于2019年1月23日初诊。

刻诊：患者失恋后，心情烦躁，动辄打骂毁物，有时又抑郁寡言，心烦失眠，不思饮食等，在当地经西医诊断为"精神分裂症"，长期服用氯氮平、普萘洛尔、苯海索、阿立哌唑等，病情稳定，如一停药，上述症状又复发。形体逐渐肥胖，反应迟钝。经亲戚介绍，专程从珠海来找余中医治疗。症见形体肥伴（身高170cm，体重85kg），面色淡白，反应迟钝，又时而烦躁，多语不休，夜不能寐，大便干燥，舌质淡白，苔薄白，脉沉细。

中医诊断：少阳、阳明、少阴合病，兼气滞痰凝证。

西医诊断：精神分裂症。

处方：柴胡加龙骨牡蛎汤合金匮肾气丸合温胆汤加减。柴胡60g，黄芩25g，生半夏（洗）35g，红参20g，生姜25g，大枣15g，炙甘草25g，桂枝25g，茯苓30g，生龙骨25g，生牡蛎25g，生大黄（另煎，兑服）20g，蒸附片30g，干生地黄45g，山茱萸45g，淮山药30g，牡丹皮30g，泽泻30g，陈皮30g，竹茹15g，生南星15g，石菖蒲20g。

上方加水16小碗，将药浸泡1小时，中火煎煮1小时，去渣，分6次温服，每日3次，每2日1剂。大黄另煎20分钟，分次兑服，以大便稀溏、每日1次为度。2剂投石问路，同时继续服用西药。

1月28日二诊：服药后病情稳定，精神转佳，述胃脘胀满，不思饮食。继守原方加春砂仁20g。煎服法同前，8剂。嘱春节期间不停药，同时，逐渐减少西药用量。

2月14日三诊：服上方后，患者精神佳，面色转为红润，语言对答如流，反应较灵敏，睡眠改善，心情平和，饮食佳，大便稀溏，每日 1～2 次，自诉服药后，身体轻松。西药已逐渐减至半量。5 剂。

2 月 24 日四诊：患者精神佳，反应灵敏，语言对答如流，心情平稳，偶尔心烦，睡眠尚可，饮食佳，体重减少 5kg。西药已停用。因其父母要回珠海上班，要求带药回去，效不更方，带药 10 剂，煎服法如前。

5. 柴胡桂枝汤证

(1) 原文

《伤寒论》第 146 条：伤寒六七日，发热，微恶寒，支节烦疼，微呕，心下支结，外证未去者，柴胡桂枝汤主之。

(2) 原方组成

柴胡四两　黄芩一两半　人参一两半　甘草（炙）一两　半夏（洗）二合半　桂枝（去皮）一两半　芍药一两半　生姜（切）一两半　大枣（擘）六枚

上九味，以水七升，煮取三升，去滓，温服一升。

注意：本方煎煮法加水 1400ml，煮取 600ml，要煎去 800ml 的水，煎煮时间也在 1 小时左右，与小柴胡汤不同，去渣后不再煎煮药液，因此本方不为"和解剂"。服法中只言温服一升，即 200ml，未言每日服几次，说明此方可根据病情需要，灵活掌握服用方法，可每日 3 次或多次，每日 1 剂或多剂。

(3) 临床用量及煎服法

根据东汉时期的计量单位与现代计量单位的换算关系，此方现代用量为：柴胡 60g，黄芩 25g，人参 25g（或党参 30g），炙甘草 15g，生半夏（热水洗）30g，桂枝 25g，白芍 25g，生姜 25g，大枣 6 枚。

煎服法：上方加水 16 小碗（约 2000ml），将药浸泡 1 小时，中火煎煮 1 小时，去渣，每次温服 200ml。根据临床病情需要，每日 3 次或多次服用，每日 1 剂。年老体弱者，每次温服 200ml，每日 3 次；或分 6 次温服，每日 3 次，每 2 日 1 剂。上方剂量为成人 50kg 体重的标准，小儿用量，按体重数折减。

(4) 方解

伤寒六七日，太阳表邪未解，又入少阳，成太阳少阳并病。"发热，微恶寒，支节烦疼"是太阳表证未解；"微呕，心下支结"是邪入少阳。因太阳表证和少阳证均较轻，故小柴胡汤和桂枝汤各取半量。为何冠以"柴胡桂枝汤"，使柴胡在前，桂枝于后？清代医家吴谦解释说："伤寒六七日，发热微恶寒，支节烦疼，微呕，心下支结者，是太阳之邪传少阳也。故取桂枝之半，以散太阳未尽之邪，取柴胡之半，以散少阳呕、结之病。而不名桂枝柴胡汤者，以太阳外证虽未去，而病机已见于少阳里也。故以柴胡冠桂枝之上，意在解少阳为主而散太阳为兼也。"（《订正伤寒论注》卷五）

本方为小柴胡、桂枝汤各取半量而成，临床运用十分广泛。因小柴胡汤能和解少阳，清宣少阳邪热，宣通上中下三焦气机，促进气血津液运行；桂枝汤又能解肌发表，温通经络，调和营卫。因此，两方合用，既能治小柴胡一切适应证，又能治桂枝汤的适应证。

(5) 功用及主治

本方具有小柴胡汤和桂枝汤两方的适应证，具有解肌发表，调和营卫，温通经络，调和阴阳，调畅气机，通利三焦，运行气血，调节水液代谢等功能。广泛用于恶寒发热，头身疼痛，关节疼痛，头晕目眩，口干口苦，胸胁胀满，胃脘胀满，腹痛腹泻，大便干燥，小便黄赤，小儿、老人、虚人外感等。民间有"不能汗、吐、下，柴胡桂枝把把抓"的谚语，可见此方临床运用十分广泛。

(6) 临床应用

- 柴胡桂枝汤合葛根汤，主治颈部强痛，头晕目眩，肩背疼痛，鼻塞，鼻干，鼻痛，四肢关节疼痛等。用于颈椎病、肩周炎、鼻窦炎、关节炎等。

- 柴胡桂枝汤合小陷胸汤，主治咳嗽，咯黄色痰，胸胁胀满，恶寒发热。用于上呼吸道感染、支气管炎、肺部感染等。

- 柴胡桂枝汤合桂枝茯苓丸，用于乳腺增生症、乳腺囊肿。

- 柴胡桂枝汤合当归芍药散，主治腰痛腰胀，少腹疼痛，痛经，带下黄，大便干燥，大便不爽。用于盆腔炎、痛经、月经不调、带下病、急慢性肠炎等。

- 柴胡桂枝汤合消风散，主治全身红色丘疹，瘙痒，遇热加重，反复发作。用于急慢性荨麻疹、湿疹等皮肤病。

- 柴胡桂枝汤合香砂理中汤，主治上腹胀痛，恶心呕吐，腹痛腹泻，大便干燥等。用于慢性胃炎、慢性肠炎。

- 柴胡桂枝汤合葛根汤合麻黄附子细辛汤，主治恶寒身痛，颈强痛，肩颈疼痛，鼻痛，流清涕，鼻塞，面部痤疮，口干口苦，精神差，乏力，脉沉无力等。用于颈椎病、肩周炎、急慢性鼻窦炎、面部痤疮、年老体弱者感冒等。

- 柴胡桂枝汤合瓜蒌薤白半夏汤，主治心悸，胸痹疼痛，胸胁满痛，口干口苦等。用于冠心病、心绞痛、心律失常等。

- 柴胡桂枝汤合半夏泻心汤，主治上腹胀满，恶心呕吐，呃逆反酸，口干口苦，右胁下胀痛，腹痛腹泻，大便不爽等。用于慢性胃炎、慢性胆囊炎、慢性肠炎、肠道功能紊乱等。

- 柴胡桂枝汤合黄连汤，主治上腹满痛，食道灼热，呃逆反酸，腹胀腹痛，大便不爽、灼热等。用于治疗慢性胃炎、反流性食管炎、慢性结肠炎、直肠炎等。

(7) 临床验案

病案一 发热

胡某，女，78岁，仪陇双胜乡人。以"发热恶寒，汗出，身强痛2个月"，于2018年11月30日初诊。

刻诊：2个月前，因受凉出现发热恶寒，汗出等，在当地诊治（用药不详），病情反复，时好时坏。症见恶寒发热，汗多，全身关节疼痛，口干口苦，口渴喜饮，不思饮食，大便稀溏，舌边尖红，少苔，脉弦大，重按乏力。

中医诊断：太阳、阳明、少阳合病。

西医诊断：病毒性感冒。

处方：柴胡桂枝汤合白虎加人参汤加减。柴胡60g，黄芩25g，法半夏35g，生姜25g，大枣15g，炙甘草25g，桂枝尖25g，白芍25g，党参30g，生石膏（粉）90g，知母60g。

上方加水16小碗（约1800ml），将药浸泡1小时，中火煎煮1小时，分8次温服，每日4次，每2日1剂。3剂。

12月8日二诊：诸症减轻，大便稀溏，每日2～3次，另有项强，不思饮食，舌质淡红，少苔，脉浮缓乏力。原方加葛根、白术、筠姜，减石膏、知母量。

处方：柴胡60g，黄芩25g，法半夏30g，党参30g，生姜25g，大枣15g，炙甘草25g，桂枝尖25g，白芍25g，葛根60g，生石膏（粉）60g，知母30g，炒白术30g，筠姜30g。

煎服法同上，3剂后诸症消失，大便正常。后来复诊，以柴胡桂枝汤合金匮肾气丸，巩固3剂。

病案二 皮疹

余某，男，45 岁，仪陇税务局干部。以"右臀部皮疹，小便不尽"，于 2018 年 12 月 12 日初诊。

刻诊：1 年前，右臀部皮肤起疹，痒、脱皮屑，小便不尽，时有灼热，曾到某医院找西医诊治，诊断为"右臀部神经性皮炎，慢性前列腺炎"，经西医治疗后，时好时坏。近 1 周加重，右臀部皮肤痒、脱皮屑，小便不尽，灼烧疼痛，夜尿每晚 5 次左右。右臀部皮疹呈淡红色、斑片状，皮屑多，述口干口苦，舌质淡，苔薄白，左脉弦细，右脉沉弱。

中医诊断：太阳、阳明、少阳、少阴合病。

西医诊断：右臀部神经性皮炎、慢性前列腺炎。

处方：柴胡桂枝汤合金匮肾气丸（汤）合四妙散加减。柴胡 60g，黄芩 25g，党参 25g，生半夏（洗）35g，大枣 15g，炙甘草 25g，生姜 25g，桂枝尖 25g，白芍 25g，蒸附片 30g，干生地黄 60g，山茱萸 45g，茯苓 30g，泽泻 30g，淮山药 30g，牡丹皮 30g，苍术 25g，黄柏 30g，薏苡仁 45g，怀牛膝 30g，地肤子 30g，白藓皮 30g，葛根 60g。

上方加水 16 小碗（约 1800ml），将药浸泡 1 小时，中火煎煮 1 小时，分 6 次温服，每日 3 次，每 2 日 1 剂。服 5 剂后，诸症消失。患者自愿再服，继用原方，加水 20 小碗，煎煮法同前，改为每 3 日 1 剂，每日温服 3 次，继用 10 剂。

病案三

赵某，女，74 岁，南充顺庆区人。以"头晕头痛、心悸、上腹胀满"，于 2018 年 12 月 19 日初诊。

刻诊：1 年前，患者出现头晕头痛，心累心悸，胃脘胀满不适，打呃，大便不爽、便不尽等，在某医院诊断为"高血压、高血压性心脏病、冠心病、脑梗死、慢性胃炎"，并住院治疗半个月，好转出院后常服降压药氨氯地平片 5mg，每日 1 次；阿司匹林肠溶片 100mg，每日 1 次；泮托拉唑 20mg，每日 2 次。病情时好时坏，常出现头晕头痛，心累心跳，上腹胀满，打呃，大便黏稠、不爽，大便不尽感，口干口苦，双下肢发冷等，经人介绍来我处中医诊治。见舌淡，苔薄白，舌下瘀滞，右脉寸、关略浮，左脉弦细，双尺脉重取沉。

中医诊断：太阳、少阳、少阴合病，兼气滞血瘀证。

西医诊断：高血压、高血压性心脏病、冠心病、脑梗死、慢性胃炎。

处方：柴胡桂枝汤合桂枝茯苓丸合真武汤加减。柴胡 60g，黄芩 25g，生半夏（洗）35g，生姜 25g，红参 20g，大枣 15g，炙甘草 25g，桂枝尖 30g，赤芍 30g，茯苓 30g，牡丹皮 30g，桃仁 20g，炒白术 30g，蒸附片 30g，春砂仁 20g，石菖蒲 30g，竹茹 20g。

上方加水 16 小碗（约 1800ml），将药浸泡 1 小时，中火煎煮 1 小时，去渣，分 6 次温服，每日 3 次，每 2 日 1 剂。4 剂。嘱继续服用降压药，其他药物均停用。

12 月 28 日二诊：服上方后，诸症均明显减轻，效不更方，继用原方 4 剂。

2019 年 1 月 10 日三诊：再服 4 剂后，诸症消失，临床治愈，述怕冷、夜尿多，继用柴胡桂枝汤合桂枝茯苓丸合金匮肾气丸巩固。

病案四

刘某，男，60 岁，仪陇县公安局退休干部。以"双手臂及双下肢冷痛，右足外踝肿痛，右足后跟疼痛 1 年"，于 2018 年 11 月 14 日初诊。

刻诊：双手臂及双下肢冷痛，右足外踝肿痛，右足后跟疼痛，早上 5 时左右易醒，汗多，夜尿多，每晚 2～3 次以上，舌质淡，苔薄白，左脉弦细，右脉寸关浮大，双尺重取沉弱。经我院 CT 检查显示，颈椎骨质增生，颈椎间盘突出。腰椎骨质退行性改变，腰椎间盘突出。

中医诊断：太阳、少阳、少阴合病。

西医诊断：颈椎病、腰椎病。

处方：柴胡桂枝汤合麻黄附子细辛汤合金匮肾气丸加减。柴胡60g，黄芩25g，党参25g，生姜25g，大枣15g，炙甘草25g，生半夏（洗）35g，桂枝尖25g，白芍25g，麻黄30g，北细辛30g，蒸附片30g，干生地黄45g，山茱萸45g，淮山药30g，茯苓30g，泽泻30g，牡丹皮30g，葛根60g，威灵仙30g。

上方加水16小碗（约1800ml），将药浸泡1小时，中火煎煮1小时，去渣，分6次温服，每日3次，每日2日1剂。3剂。

11月20日二诊：服上方后，诸症明显减轻，现背心冷，大便稀溏，原方改为柴胡桂枝干姜汤合麻黄附子细辛汤合金匮肾气丸加葛根、威灵仙、补骨脂、怀牛膝。煎服法同前。5剂后随访诸症消失，临床治愈。

6. 柴胡桂枝干姜汤证

(1) 原文

《伤寒论》第147条：伤寒五六日，已发汗而复下之，胸胁满微结，小便不利，渴而不呕，但头汗出，往来寒热，心烦者，此为未解也。柴胡桂枝干姜汤主之。

《金匮要略·疟病脉证并治》：《外台秘要》柴胡桂姜汤，治疟寒多微有热，或但寒不热（服一剂如神）。

(2) 原方组成

柴胡半斤　桂枝（去皮）三两　干姜二两　栝楼根四两　黄芩三两　牡蛎（熬）二两　甘草（炙）二两

上七味，以水一斗二升，煮取六升，去渣，再煎取三升，温服一升，日三服，初服微烦，复服汗出便愈。

根据东汉时期的计量与现代的计量换算关系，东汉一两约为现代 15g，此方药物剂量为柴胡 120g，桂枝 45g，干姜 30g，黄芩 45g，牡蛎 30g，天花粉 60g，炙甘草 30g。

煎服法：本方与小柴胡汤一样，加水 2400ml，煎煮至 1200ml，去渣，再煎至 600ml，每次温服 200ml，分 3 次服，每日 1 剂。

(3) 临床用量及煎服法

重剂：柴胡 120g，桂枝 45g，干姜 30g，黄芩 45g，牡蛎 30g，天花粉 60g，炙甘草 30g。

中剂：柴胡 90g，桂枝 30g，干姜 25g，黄芩 30g，牡蛎 25g，天花粉 45g，炙甘草 25g。

小剂：柴胡 65g，桂枝 25g，干姜 18g，黄芩 25g，牡蛎 18g，天花粉 30g，炙甘草 18g。

以上为成人用量，分为小剂、中剂和重剂，以 50kg 体重为标准，小儿按体重数折减。

煎服法：加水 16 小碗（约 2000ml），将药浸泡 1 小时，中火煎煮 1 小时，去渣，再将药液煎煮半小时，分 6 次或 3 次温服，每日 3 次，每日或每 2 日 1 剂。关于大、中、小剂量及服法运用，临床可根据年龄、体质强弱、疾病的缓急灵活应用。柴胡剂中小柴胡汤、大柴胡汤、柴胡桂枝干姜汤的煎服法相同，一是煎煮时间长，可能与柴胡用量大，用生半夏等因素有关；二是去渣，再煎煮药液，是取"和法"合煎诸药，协同发挥作用，临床值得深入研究。

(4) 方解

伤寒五六日，医者已发汗而又用下法，使津液受伤，胃阳受损。下后表邪内陷于少阳半表半里，出现"胸胁满微结"。"胸胁满微结"，是言邪犯少阳，少阳枢机不利，胸胁痞满不舒。因既无结胸证之胸胁、心下硬满、痛不可近，又无阳明证之腹满腹痛，躁屎之重证，因此，虽误用下法，但邪未入阳明，无阳明里证。"小便不利"，一方面因汗后及泻下伤阴，另一方面因误下后，致气上冲，亦不利于小便外排，因此小便不利。"渴而不呕"，因汗后、下后损伤津液，故渴；胃中无停水，故不呕。"但头汗出"，因气上冲，热往上行，迫津外出，故只有头汗出。"往来寒热，心烦者"为少阳郁热之表现。"此为未解也"，是言不但有表证未解，同时还有少阳半表半里证。综上所述，此证为表证汗后、误下伤津，表邪未解，少阳邪热，气机不利，津液不足，胃阳受损，其脉应为脉弦细或弦细数，用柴胡桂枝干姜汤主之。

本方由小柴胡汤、桂枝甘草汤、甘草干姜汤、瓜蒌牡蛎散等方化裁而成。小柴胡汤治往来寒热、心烦，其中柴胡散结气，治胸胁满微结；加黄芩清热除烦；去人参、大枣，因无中气虚证，且两药不利于解胁满。无呕吐，故不用小半夏汤（半夏、生姜）。有表证未解，气上冲，故用桂枝甘草汤，以解表治气上冲。甘草干姜汤，温中健胃以生津液，如《伤寒论》第29条言：伤寒脉浮，自汗出，小便数，心烦，微恶寒，脚挛急，反与桂枝欲攻其表，此误也。得之便厥，咽中干，烦躁，吐逆者，作甘草干姜汤与之，以复其阳。即是此意。瓜蒌牡蛎散，可生津止渴。

(5) 功用及主治

本方由柴胡、黄芩、桂枝、干姜、牡蛎、天花粉、炙甘草等药组成。有小柴胡汤、桂枝甘草汤、甘草干姜汤、瓜蒌牡蛎散之意，诸药合用，治表邪未解，邪入少阳证之寒热往来，心烦，胸胁满胀满；津液亏损致口渴欲饮，小便不利，大便干燥；胃阳不足致背心冷，大便稀溏，乏力等。临床常用于风湿痹痛、慢性肾炎、慢性肝炎、糖尿病、慢性胃肠炎、老年习惯性便秘、血管性头痛、神经性头痛、抑郁症失眠、青光眼、痤疮、低热、年老体弱者外感等。

(6) 临床应用

本方临床涉及太阳表证、少阳证、太阴里证（甘草干姜汤），兼有津亏者。因此，常用于太阳少阳并病或合病、少阳太阴并病或合病、太阳少阳太阴并病或合病者。凡有表证，久病津液不足，有柴胡证，疲惫乏力而渴，小便不利，大便干燥或稀溏者，均可单独使用本方，或与他方合用，现分述于下。

- 柴胡桂枝干姜汤合当归芍药散，主治本方证兼血虚、血瘀者，见口干口苦，乏力，口渴欲饮，小便量少，腰酸背痛，胁满微痛，小腹隐痛等。用于慢性肾炎、慢性肝炎、肝硬化、糖尿病、慢性盆腔炎等。

- 柴胡桂枝干姜汤合四物汤，主治本方证兼贫血者，见面色少华，乏力，失眠多梦，头晕，手足心热，口干口苦，小便不利等。用于慢性病低热、月经不调、抑郁症失眠等。

- 柴胡桂枝干姜汤合桂枝茯苓丸，主治本方证兼血瘀、痰饮者，见头晕头痛，心悸，口干口苦，心烦欲饮，小便不利等。用于神经性头痛、血管性头痛、脑梗死、脑中风后遗症、冠心病、心肌供血不足、月经不调、痛经、乳腺增生症等。

- 柴胡桂枝干姜汤合吴茱萸汤，主治本方证兼胃虚内饮上犯者，见头痛头晕，眼睛胀痛，口干口苦，渴欲饮水，恶心欲呕，不思饮食，小便不利等。用于血管性头痛、神经性头痛、青光眼、慢性胃炎等。

- 柴胡桂枝干姜汤合防己黄芪汤，主治本方证兼表虚水饮者，见面部浮肿，恶风汗出，口干口苦，小便不利等。用于慢性肾炎、肾功能不全、水肿等。

- 柴胡桂枝干姜汤合四逆散，主治本方证兼气郁不舒者，见胸胁满痛，小腹疼痛，腰酸背痛，大便干燥等。用于肝炎、肝硬化、慢性胆囊炎、腰肌劳损、慢性盆腔炎、附件炎、便秘、慢性结肠炎、慢性直肠炎等。

- 柴胡桂枝干姜汤合麦门冬汤，主治本方证兼气阴两虚者，见胁下及心下隐痛、咳嗽胸闷、少痰，或痰中带血、口干欲饮、少便不利等。用于慢性胃炎、萎缩性胃炎、肺结核、习惯性便秘、糖尿病等。

- 柴胡桂枝干姜汤合术附汤，主治本方证兼风湿寒痹者，症见关节隐隐疼痛，腰颈疼痛，四肢麻木，乏力，口渴欲饮等。用于颈椎病、腰椎病、关节炎等。

- 柴胡桂枝干姜汤合葛根汤，主治面部丘疹，口干口苦，口渴欲饮者。用于面部痤疮。

- 柴胡桂枝干姜汤合半夏泻心汤、生姜泻心汤、甘草泻心汤，主治本方证合三泻心汤方证，见胸胁胀满，心下痞满，恶心欲呕，肠鸣，大便不爽，口干口苦，口渴欲饮，小便不利等。用于慢性胃炎、慢性肠炎、慢性咽炎、慢性直肠炎、复发性口腔炎等。

- 柴胡桂枝干姜汤合黄连汤，主治本方证合黄连汤方证，见口苦口干，上腹胀痛，呃逆反酸，大便干燥或稀溏不爽。用于慢性胃炎、反流性食管炎、慢性肠炎、肠道功能紊乱等。

- 柴胡桂枝干姜汤合八味肾气丸，主治本方证合少阴肾气不足证，见口干，夜间为甚，大便干燥，小便不利或小便多。用于肠道功能紊乱、老年性便秘、糖尿病、慢性前列腺炎等。

(7) 临床验案

唐某，男，53岁，仪陇县二道镇人。以"上腹及右胁下胀痛，小便量多1年，加重1月"，于2019年1月4日初诊。

刻诊：1年前，出现上腹及右胁下胀痛，呃逆反酸，下肢冷，夜尿多，每晚3~4次，经当地医生治疗效果差。近1个月，上述症状加重。经人介绍，来我处就诊。舌质淡紫，苔薄白，双寸、关脉弦细，双尺沉弱。经我院胃镜检查，诊断为"慢性浅表性胃炎"；B超提示，慢性胆囊炎改变、前列腺增生。

中医诊断：阳明、少阳、太阴、少阴合病。

西医诊断：慢性胃炎、慢性胆囊炎、慢性前列腺炎。

处方：柴胡桂枝干姜汤合黄连汤合金匮肾气丸（汤）加减。柴胡60g，黄芩25g，筠姜45g，桂枝尖30g，生牡蛎30g，天花粉45g，炙甘草30g，黄连30g，生半夏（洗）45g，党参30g，大枣12枚，蒸附片30g，干生地黄45g，山茱萸45g，茯苓30g，泽泻30g，牡丹皮30g，春砂仁20g。

上方加水16小碗(约1800ml)，将药浸泡1小时，中火煎煮1小时，去渣，分6次温服，每日3次，每2日1剂。3剂。

1月11日二诊：服上方后，上腹及右胁下胀痛减轻，偶尔打呃，不反酸，小便每晚2次左右。效不更方，继守原方5剂。

1月22日三诊：服完5剂后，上腹及右胁下胀痛消失，小便每晚1次。用中成药逍遥丸、金匮肾气丸，服用1个月以巩固。

病案二

陈某，女，46岁，仪陇电力公司职工。以"上腹胀痛连及两胁，双乳胀痛1年多"，于2018年12月27日初诊。

刻诊：1 年前，患者因胆结石胆囊切除术后，出现上腹胀满疼痛，连及两胁，伴双乳房胀痛，经我院胃镜检查提示，胆汁反流性胃炎；乳房 B 超提示，双乳腺增生。曾在院内外多次经中西医治疗，效果欠佳，经人介绍来我处求治。症见上腹部（胃脘）胀痛，呃逆反酸，两胁胀痛，背心冷痛，两乳胀痛，舌质边尖红，苔薄黄，左脉弦细，右脉沉弱。

中医诊断：阳明、少阳、太阴合病，兼气滞血瘀证。

西医诊断：胆汁反流性胃炎、胆囊切除术后综合征、双乳腺增生症。

处方：柴胡桂枝干姜汤合黄连汤合逍遥散加减。柴胡 65g，桂枝尖 30g，筠姜 45g，黄芩 25g，生牡蛎 30g，天花粉 45g，炙甘草 30g，黄连 30g，生半夏（洗）45g，党参 30g，大枣 20g，赤芍 30g，川芎 30g，全当归 30g，茯苓 30g，薄荷 10g，生姜 30g，春砂仁 20g。

上方加水 16 小碗（约 1800ml），将药浸泡 1 小时，中火煎煮 1 小时，去渣，分 6 次温服，每日 3 次，每 2 日 1 剂。4 剂。

2019 年 1 月 8 日二诊：服上方后，上腹满痛、呃逆反酸、两胁胀痛明显减轻，乳房胀痛有所好转。现背心仍冷，乳房痛，遇热减轻。改用柴胡桂枝干姜汤合黄连汤合麻黄附子细辛汤（麻黄 30g，北细辛 30g，蒸附片 30g）。煎服法同前，再进 4 剂。

1 月 17 日三诊：服上方后，诸症消失，效不更方，上方再进 5 剂。后期服用中成药桂枝茯苓丸、桂附理中丸、逍遥丸，服 2 个月后复查乳房。

病案三

谢某，女，55 岁，仪陇石佛青松村人。以"腹胀，消瘦 1 年，加重 1 个月"，于 2019 年 1 月 5 日初诊。

刻诊：1年前，患者出现消瘦，饮食减少，面黄，被我院诊断为"慢性乙肝、肝硬化（代偿期）"。经门诊中西医治疗，病情稳定。1个月前，出现皮肤及巩膜黄染，不思饮食，牙龈出血，腹胀腹痛，双下肢凹性水肿等。住我院消化科治疗，诊断为"慢性乙型肝炎、肝硬化（失代偿期）、腹水、门静脉高压、脾肿大、血小板减少症"，经多种治疗，效果不显，故出院求中医治疗。症见面部及巩膜黄染，精神差，消瘦，不思饮食，口干口苦，不欲饮，牙龈出血，腹胀如鼓，双下肢凹性水肿，小便色黄，大便干燥，小便细小，解之不利爽，舌质淡，苔薄白，中间裂纹少苔，舌下静脉瘀滞、粗大，脉弦细或细数，双尺脉沉细。

中医诊断：少阳、太阴、少阴合病，兼气滞血瘀、水毒证。

西医诊断：慢性乙型肝炎、肝硬化失代偿期、腹水。

处方：柴胡桂枝干姜汤合香砂理中汤合当归芍药散合金匮肾气丸加减。柴胡65g，黄芩25g，桂枝30g，筠姜30g，炙甘草30g，生牡蛎30g，天花粉45g，木香15g，春砂仁20g，炒白术30g，红参20g，全当归30g，川芎15g，白芍30g，茯苓45g，泽泻45g，蒸附片30g，干生地黄45g，淮山药30g，山茱萸45g，牡丹皮30g，炙龟板25g，炙鳖甲25g，磁石30g，大腹皮50g，厚朴50g，茵陈60g，猪苓45g。

上方加水16小碗，将药浸泡1小时，中火煎煮1小时，去渣，分次少量温服，每2日1剂。共5剂。

1月20日二诊：患者精神转佳，皮肤及巩膜黄染减轻，双下肢轻度水肿。食欲转佳，能食米饭1小碗，牙龈出血减少，腹胀腹痛明显减轻，小便黄色变浅，口干口苦减轻，大便每日1次。舌质淡红，少苔，脉细数。效不更方，前方再进5剂。煎服法同前。

2月11日三诊：由于患者经济困难，病情有好转后自行改为每3日1剂。现精神转佳，面部及巩膜黄染基本消除，饮食好，牙龈未再出血，大便正常，每日 1 次，小便变为淡黄色，腹不胀不痛，双下肢水肿消除。B 超提示，肝缩小，门静脉增宽，脾大，未见腹水。肝功能示，各种酶略高出正常值，白蛋白正常。双小腿转筋，仍乏力，夜尿多，舌质淡，苔薄白，少苔，脉沉细。继续用上方去茵陈、猪苓，重用白芍，加天麻、枸杞子。

处方：柴胡 65g，黄芩 25g，桂枝 30g，筠姜 30g，生牡蛎 30g，天花粉 45g，炙甘草 30g，广木香 15g，春砂仁 20g，红参 25g，炒白术 30g，全当归 30g，川芎 15g，白芍 60g，茯苓 30g，泽泻 30g，蒸附子 25g，干生地黄 45g，山茱萸 45g，淮山药 30g，牡丹皮 30g，天麻 20g，枸杞子 30g，厚朴 30g，腹皮 30g，生谷芽 30g，生麦芽 30g。

上方加水 16 小碗，将药浸泡 1 小时，煎煮 1 小时，去渣，分 6 次服，每日 3 次，每 2 日 1 剂。共 10 剂，以进一步巩固疗效。门诊随访，精神佳，饮食尚可，二便正常，病情稳定。

病案四

陈某，女，67 岁，仪陇县城人。以"上腹胀痛，呃逆反酸，头晕头痛 1 年"，于 2018 年 12 月 7 日初诊。

刻诊：1 年前出现上述症状，经我院胃镜检查提示，慢性非萎缩性胃炎；B 超检查提示，胆囊壁增厚，回声紊乱，考虑慢性胆囊炎；CT 检查提示，颅内多发性腔隙性梗死。西医治疗效果不显，后经人介绍来我处中医治疗。症见精神差，面色憔悴，上腹胀痛，不思饮食，食后即胀，呃逆反酸，头晕头痛，心烦失眠，口干口苦，大便不爽，黏稠细小。舌质淡红，苔薄白，脉沉细。

中医诊断：少阳、阳明、太阴合病，兼血瘀证。

西医诊断：慢性胃炎、慢性胆囊炎、脑梗死。

处方：柴胡桂枝干姜汤合黄连汤合栀子厚朴汤合桂枝茯苓丸加减。

柴胡 65g，桂枝尖 30g，筠姜 30g，黄芩 25g，生牡蛎 30g，天花粉 45g，炙甘草 30g，黄连 30g，生半夏（洗）45g，党参 30g，大枣 12 枚，栀子 20g，厚朴 65g，枳实 30g，香豉 15g，赤芍 30g，茯苓 30g，牡丹皮 30g，桃仁 15g。

上方加水 16 小碗，将药浸泡 1 小时，中火煎煮 1 小时，去渣，分 6 次温服，每日 3 次，每 2 日 1 剂。5 剂。

12 月 25 日二诊：服上方后，上腹胀痛明显减轻，呃逆消失，有时反酸，头晕头痛减轻，无心烦，已能入睡，大便每日 1 次，解便爽利。夜尿频多，每晚 3 次左右，耳鸣。上方去栀子厚朴汤，加金匮肾气丸。

处方：柴胡 65g，桂枝尖 30g，筠姜 30g，黄芩 30g，生牡蛎 30g，天花粉 45g，炙甘草 30g，黄连 30g，生半夏（洗）45g，党参 30g，大枣 12 枚，蒸附片 30g，干生地黄 45g，山茱萸 45g，淮山药 30g，茯神 30g，泽泻 30g，牡丹皮 30g，赤芍 30g，桃仁 15g，春砂仁 20g，炒谷芽 30g，炒麦芽 30g。

上方加水 16 小碗，将药浸泡 1 小时，中火煎煮 1 小时，去渣，分 6 次温服，每日 3 次，每 2 日 1 剂。4 剂。

2019 年 1 月 4 日三诊：服上方后，上腹胀痛消失，饮食正常，头晕头痛明显减轻，能入睡，夜尿 1 次，耳鸣减轻。效不更方，上方再进 4 剂，煎服法同前。门诊随访，诸症消失而愈。

7. 四逆散证

(1) 原文

《伤寒论》第 318 条：少阴病，四逆，其人或咳，或悸，或小便不利，或腹中痛，或泄利下重者，四逆散主之。

(2) 原方组成

枳实（破，水渍，炙干）　柴胡　芍药　炙甘草上四味，各十分，捣筛。白饮和服方寸匕，日三服。

(3) 临床用量及煎服法

大剂：柴胡 30g，白芍 30g，枳实 30g，炙甘草 30g。

小剂：柴胡 15g，白芍 15g，枳实 15g，炙甘草 15g。

注：原方为散剂，本人将其改为汤剂使用。

上方加水 15 小碗（约 1800ml），将药浸泡 1 小时，煎煮 1 小时，取 600ml，分 3 次温服，每次 200ml，每日 1 剂。关于大、小剂量的使用，应根据年龄大小、体质强弱、病情轻重的不同，灵活运用。上方为 50kg 成人用量，小儿根据体重数折减。

(4) 方解

此条文论述的是少阳证，仲景将其放于少阴病篇内，用意是鉴别少阳证"四逆"与少阴病"四逆"。少阳"四逆"，是少阳气机郁滞，阳气被遏，手足气血流动不畅，而出现四肢末端欠温，其脉应为弦脉或弦沉。少阴病之"四逆"，是因少阴阳气虚衰，其人手足厥冷，伴恶寒，脉微欲绝。少阳属半表半里，为气机升降出入之枢，气机畅通，气血津液流动不息。若气机郁滞，就会发生气郁不畅，不仅阳气不能达于肢末，出现"四逆证"，还会于体内出现胀、满、痛等病变。若在胸，影响到肺之功能，则为咳；影响到心脏，则为悸；若在腹，影响到膀胱，则小便不利；影响到大肠传导，则泄利下重；腹中气滞，而腹中痛。因气行无定处，其病变亦无常度，故原文用"或然证"出现。以上诸症，用行气散结之四逆散治之。

本方由柴胡、芍药、枳实、炙甘草四味组成。原方为散剂，现代多作汤剂用。本方由芍药甘草汤合枳实芍药散加柴胡组成。柴胡散心胸、胃肠之结气，解少阳邪热，推陈致新。本方用量小，主要取其散结气、推陈致新之作用，而不用其解少阳邪热。《伤寒论》第 29 条用芍药甘草汤治"脚痉挛"，小建中汤中亦重用芍药，且芍药和炙甘草组成芍药甘草汤，专治腹中急痛，可见本方治拘急性疼痛效佳，原方证治腹中痛，用意即此。《金匮·妇人产后病脉证治》载枳实芍药散用治"产后腹痛，烦满不得卧"，有破积散结，除满消烦之功。诸药合用，有行气散结，消积除烦，缓急止痛之功。

(5) 临床应用

本方为少阳证方剂，主治胸腹、胃肠胀满疼痛，有推陈致新，行气行血的作用，为仲景治气滞、气结、气郁之代表方。对少阳经所属胸腹部及内在多个脏器因气结、气滞、壅塞不通、阳气运行不畅所致的肢体逆冷等病变均有较好的疗效。本方与他方合用，可治疗多种疾病，如"咳者，加五味子、干姜各五分，并主下利；悸者，加桂枝五分；小便不利者，加茯苓五分；腹中痛者，加附子一枚，炮令坼（音沏，裂开）；泄利下重者，先以水五升，煮薤白三升，煮取三升，去滓，以散三方寸匕，内汤中，煮取一升半，分温再服"，现分述于下。

- 四逆散合瓜蒌薤白半夏汤，主治胸胁胀满，胸中痹痛。用于冠心病、心绞痛等。

- 四逆散合桂枝茯苓丸，主治头晕头痛，胸胁满痛，胸痹心下痛，胸满气促，咳喘，小便不利，少腹疼痛，月经不调等。用于脑梗死、脑出血后遗症、血管性头痛、神经性头痛、支气管哮喘、肺气肿、肺心病、冠心病、心律失常、慢性肝炎、肝硬化、慢性前列腺炎、慢性附件炎、附件囊肿、闭经、痛经等。

- 四逆散合当归芍药散，主治右胁胀痛，心下痞满，乳房包块疼痛，小腹疼痛，月经不调等。用于慢性肝炎、肝硬化、乳腺增生症、痛经、月经后期、月经量多等。

- 四逆散合柴胡加龙骨牡蛎汤，主治头晕头痛，失眠多梦，胸胁满痛，心悸，口干口苦，咳喘咯痰，心下胀满，大便干燥，小便不利，小腹坠胀等。用于脑梗死、脑出血后遗症、脑萎缩、神经性头痛、血管性头痛、哮喘、冠心病、乳腺炎、急慢性胆囊炎、急慢性胃炎、急慢性肠炎、急慢性盆腔炎、急慢性前列腺炎、附件炎等。

- 四逆散合桂枝加龙骨牡蛎汤，主治男子阳痿、早泄。

- 四逆散合小建中汤，主治心下疼痛，腹中痛。用于慢性胃炎、胃溃疡、慢性肠炎等。

- 四逆散合小陷胸汤，主治胸胁满痛，心下按痛，咳嗽咯黄痰等。用于急慢性胆囊炎、急慢性胃炎、上呼吸道感染等。

- 四逆散合半夏厚朴汤，主治咳嗽，咯痰不利，咽中异物，心下满痛，嗳气不舒等。用于上呼吸道感染、慢性咽炎、慢性胃炎等。

- 四逆散合半夏泻心汤，主治胸胁、心下痞满，呃逆嗳气，恶心欲呕，大便稀溏。用于慢性胃炎、胃肠功能紊乱等。

- 四逆散合小柴胡汤，主治胸胁满痛，口干口苦，不思饮食，乏力等。用于急慢性胆囊炎、急慢性胃炎、急慢性肠炎等。

- 四逆散合《外台》茯苓饮，主治胸胁满痛，心下胀满，不思饮食，大便溏，咳嗽咯痰等。用于急慢性胃炎、感冒、咳嗽等。

- 四逆散加大黄，主治胸胁满痛、腹痛腹胀、口干口苦、恶心呕吐、大便干燥等。用于急性胆囊炎、急性肠炎、肠梗阻等。

(6) 临床验案

病案一

李某，男，68岁，仪陇县人。以"胸痛，胸胁胀满，心悸1年"，于2019年3月1日初诊。

刻诊：1年前出现上述症状，经西医诊断为冠心病，并住院治疗有所好转，出院后，长期服用阿司匹林肠溶片、硝酸异山梨酯、复方丹参片等药，时好时坏，劳累时加重。症见面色略清紫，精神尚可，自述左胸胁及胸前区闷胀，有时疼痛，伴心累心悸，舌淡紫，苔白微厚，舌下静脉瘀滞，脉弦滑略紧。

中医诊断：少阳、太阴、少阴合病，兼寒凝血瘀心脉。

西医诊断：冠心病。

处方：四逆散合瓜蒌薤白半夏汤合桂枝茯苓丸加减。柴胡30g，赤芍30，枳实30g，炙甘草30g，全瓜蒌（栝楼）45g，薤白30g，生半夏（热水洗）45g，桂枝30g，茯苓30g，牡丹皮30g，桃仁15g，丹参30g，三七粉（分冲）10g。

上方加水15小碗，将药浸泡1小时，中火煎煮1小时，去渣，分6次服，每日3次，每2日1剂。3剂。

3月7日二诊：服上方后，患者自诉胸胁胀满减轻，感觉舒畅多了，无压榨感，但时有疼痛，舌脉同前，效不更方，再进4剂，煎服法同前。

3月16日三诊：胸胁胀痛明显减轻，偶尔发作一次，感乏力，气短心悸，舌质淡，苔白，舌下静脉瘀滞，脉弦细弱。上方加黄芪50g，干生地黄50g，全当归30g，以益气养阴。煎服法同前，再进3剂，以观后效。

3月23日四诊：胸胁胀痛消失，该疗程期间只有2天偶尔发作2次胸前胀痛，心悸心累减轻。效不更方，继用前方10剂，诸症消失而愈。

病案二

王某，女，31岁，仪陇县人。以"经行腹痛，白带量多1年"，于

2019 年 3 月 5 日初诊。

刻诊：1 年前出现每行经时腹部胀痛，白带量多，色微黄，稠糊状。B 超提示，慢性盆腔炎、盆腔少量积液，经我院妇科治疗（抗炎药、中成药花红冲剂），效果不佳，反复发作，时重时轻，经人介绍，求中医治疗。症见精神尚可，饮食、二便正常，每次月经时腹胀痛，白带量多，有时色黄，舌质边尖红，苔白微厚，脉弦微细弱。

中医诊断：少阳、太阴合病，兼血虚血瘀。

西医诊断：慢性盆腔炎。

处方：四逆散合当归芍药散加减。柴胡 30g，枳实 30g，白芍 30g，炙甘草 30g，全当归 30g，川芎 30g，茯苓 30g，炒白术 30g，泽泻 30g，益母草 45g，延胡索 30g，薏苡仁 45g。

加水 15 小碗，将药浸泡 1 小时，中火煎煮 1 小时，去渣，分 6 次温服，每日 3 次，每 2 日 1 剂。4 剂。

3 月 15 日二诊：白带明显减少，效不更方，再进 5 剂。煎服法同前。

4 月 1 日三诊：服上方后，本月月经来时无腹痛，月经量、色、质正常，无白带。舌质淡，苔薄白，脉弦细，双尺沉。再服四逆散合金匮肾气丸（汤）。

处方：柴胡 30g，白芍 30g，枳实 30g，炙甘草 30g，蒸附片 20g，桂枝 20g，干生地黄 45g，山茱萸 45g，泽泻 30g，茯苓 30g，牡丹皮 30g，淮山药 45g。

上方加水 15 小碗，将药浸泡 1 小时，中火煎煮 1 小时。去渣，分 6 次温服，每日 3 次，每 2 日 1 剂。5 剂后，经 B 超检查提示，无盆腔积液。诸症消失而愈。

（李文学　黄　艳　渠建军）

二、药证

药证是经方加减的依据，是经方药少力专效宏的诀窍。

（一）丹参药证

丹参，性微寒，味苦，定性为阳明经药物。

1. 古文论述

《神农本草经》：味苦、微寒。主心腹邪气，肠鸣幽幽如走水，寒热积聚，破癥除瘕，止烦满，益气。

《名医别录》：无毒，主养血，去心腹痼疾、结气，腰脊强，脚痹，除风邪留热，久服利人。

《雷公炮制药性解》：养神定志，消痈散肿，排脓止痛，生肌长肉。

《本草备要》：破宿血，生新血，安生胎，堕死胎，调经脉，除烦热。

《本草从新》：一味丹参散，功同四物汤，为女科要药。

《日华子本草》：通利关脉，疗恶疮疥癣，瘿赘肿毒。

2. 古方运用

(1) 丹参丸：丹参（净，酒浸1宿，日晒干）四两，大川芎一两半，川归身（净，酒浸）二两，天台乌药一两，香附（童便浸，炒七次，只用净末一两）三两。上六味，研末，蜜为丸，如梧桐子大。每服七十丸，空心酒送下。(《赤水玄珠》卷二十)

(2) 丹参散：治妇人经脉不调，或前或后，或多或少，产前胎不安，产后恶血不下，兼治冷热落胎下血。丹参十二两，酒五升，煮取三升，温服一升，一日三服。亦可水煮。(《千金方》)

注解：丹参历代都是治疗妇科疾病的关键性药物。

(3) 丹参饮：丹参一两（30g），檀香、砂仁各一钱半（4.5g），主治血瘀气滞，心胃诸痛。（《时方歌括》）

注解：此为丹参治疗胸痛的黄金搭配。

(4) 丹参摩膏：用丹参、雷丸各半两，与猪油二两，同煎几次，去渣，取汁收存。用时，摩汁在儿身，治疗小儿惊风发热。（《本草纲目》）

注解：非常好的外用洗剂，有开发价值。

(5) 热油火灼，除痛生肌。丹参八两，剉，以水微调，取羊脂二斤，煎三上三下，以涂疮上。（《肘后方》）

(6) 丹参酒：丹参、艾叶、地榆、忍冬、地黄，各五斤。上药挫细，用水渍三宿，倒出滓，煮汁，黍米一斛，炊饭酿酒，酒热酢之。初次服四合，以后逐渐增加。治崩中去血及产后余疾。（《千金要方》）

(7) 丹参酒：丹参五斤，清酒五斗。上净洗，晒去水气，寸切，以绢袋盛，纳于酒中，浸三日。量力饮之。通九窍，补五脏，令人不病。主治风软脚弱。（《圣惠方》卷九十五）

(8) 丹参酒：丹参一两半，鬼箭羽一两半，秦艽（去苗土）一两，知母（冬月不用）一两，猪苓（去黑皮）三分，白术一两半，海藻（洗去咸，炙）三分，赤茯苓（去黑皮）一两，桂枝（去粗皮）三分，独活（去芦头）三分。酒九升，浸五日，急需者，置热灰上一日便可就。散除风湿，利小水。主治久患大腹病，其状四肢细，腹大，有小劳苦，则足胫肿满，食则气急，此病服下利药极不瘥。每服一盏，饮酒少者，随意减之，一日三次。（《圣济总录》卷七十九）

(9) 丹参膏：丹参半斤，川芎、当归各三两，蜀椒五合（有热者以大麻仁五合代）。上四味，咀，以清酒溲湿，停一宿以成，煎猪膏四升，微火煎，膏色赤如血，膏成，新布绞去滓，每日取如枣许，纳酒

中服之，不可逆服。至临月乃可服，旧用常验。养胎临月服，令滑而易产方。(《千金要方》)

(10) 丹参膏：丹参、赤芍药、白芷各等分。上细，以酒淹三宿，入猪脂半斤，微煎令白芷黄色，滤去渣，入黄蜡一两。每用少许，时时涂之。主治乳肿、乳痈毒气作赤热，渐成攻刺疼痛，治乳核结硬不消散。通顺经络，宣导壅滞。(《太平惠民和剂局方》)

(11) 丹参膏：丹参、防风、白芷、细辛、芎䓖、黄芩、芍药、甘草（炙）、黄芪、牛膝、槐子、独活、当归、生肉。主发背发乳，口已合，皮上急痛，踠折。(方出《鬼遗方》卷五，名见《外台》卷二十四)

(12) 丹参膏：丹参八分，白蔹四分，独活四分，连翘四分，白及四分，升麻六分，菵蓸六分，防己五分，玄参五分，杏仁（去皮尖）五分。上切细，以生地黄汁腌渍1宿，以炼成猪膏四升，微火煎五上五下，药成，绞去滓。主治恶肉、结核、瘰疬、脉肿、气痛。(《外台秘要》卷二十三引《延年秘录》)

(13) 丹参汤：丹参三两，苦参（锉）五两，蛇床子二两，白矾（细研）二两。上药除白矾外，为散。以水三斗，煎取二斗，滤去滓，入白矾搅令匀，乘热于避风处洗浴，以水冷为度，拭干，以藜芦末粉之，相次用之。主治风癣瘙痒，以愈为度。(《圣惠方》卷六十五)

注解：上述两条均为丹参治疗皮肤病的方证。

(14) 丹参丸：丹参、杜仲、牛膝、续断各三两，桂心、干姜各二两。上六味，研末，蜜为丸，如梧桐子大。酒服 20 丸，日再夜一。主腰痛并冷痹。(《备急千金要方》卷十九)

(15) 丹参杜仲酒：杜仲 30g，丹参 30g，川芎 20g，江米酒 750ml。将上述药材一同捣碎细，装入纱布袋内，放入干净的器皿中，倒入酒浸泡，密封。三五日后开启，去掉药袋，过滤装瓶备用。不限时，将

酒温热随量服用。可补肾益肝，活血通络。主治肝肾虚，精血不足，腰腿酸痛，久痛络脉痹阻。(《普济方》)

注解：上两条为丹参治疗腰痛的证明。

(16) 丹参汤：丹参三两，茯苓三两，桔梗二两，生姜四两，细辛二两，厚朴（炙）二两，食茱萸二两。上切。以水八升，煮取二升五合，去滓，分温三服，每服如人行七八里。主治肠鸣，发则觉作声，不欲饮食。忌生菜、猪肉、酢物。(《外台秘要》卷七引《延年秘录》)

(17) 丹参牛膝煮散：丹参、牛膝、桑白皮、杏仁、升麻、茯苓、猪苓各四两，犀角、黄芩、橘皮、防己、白前、泽泻、桂心、秦艽各三两，生姜、李根白皮各二两，大麻仁一升。上十八味捣粗筛，以水一升半，纳散方寸匕，煮取七合轻绢滤去滓，顿服，日再。夏月热不得服丸散，此煮散顷年常用，大验。治脚痹弱，气满身微肿方。(《备急千金要方》)

注解：丹参活血利水，适用于血水互结的水肿，即"血不利则为水"。

(18) 活络效灵丹：当归五钱，丹参五钱，生明乳香五钱，生明没药五钱。上药四味作汤服，若为散，一剂分作四次服，温酒送下。可活血祛瘀，通络止痛，治气血瘀滞，心腹疼痛，腿臂疼痛，跌打瘀肿，内外疮疡，以及癥瘕积聚等。现用于冠心病、心绞痛、宫外孕、脑血栓形成、坐骨神经痛等属气血瘀滞，经络受阻者。(《医学衷中参西录》)

(19) 清营汤：玄参、丹参、生地黄、麦冬、黄连、竹叶、连翘、金银花、犀角。暑温逼近心包，舌赤烦渴，不寐谵语。(《时病论歌括新编》)

注解：清营凉血消斑。

(20) 丹参散：丹参二两，桑皮二两，甘菊花一两，莽草一两。上为粗末。每服三匙，水三碗，煎二碗，避风浴。主治小儿天火丹发遍身，赤如绛，痛痒甚。(《幼幼新书》卷三十五引张涣方)

注解：非常好的外洗方。

(21) 杜仲酒：杜仲 250g，丹参 250g，芎䓖 150g。上三味药，切，以酒 6 升渍五宿，随性少少饮之。补肾壮腰，活血化瘀，主突然腰痛。(《外台秘要》卷十七引《经心录》)

(22) 灭瘢方：丹参、羊脂，上二味，和煎敷之，赤水瘢神妙。又方以蜜涂之佳。(《千金翼方》)

3. 现代运用

(1) 药对配伍

丹参配檀香，治疗胸痹；丹参配杜仲、川芎，治疗腰痛；丹参配牡丹皮，凉血活血消斑；丹参配泽兰，活血利水，治疗妇科疾病；丹参配苦参、蛇床子，治疗皮肤病。

(2) 名家验方

张锡纯消乳汤：知母 24g，连翘 12g，金银花 9g，穿山甲（炒，捣）6g，瓜蒌（切丝）15g，丹参 12g，生明乳香 12g，生明没药 12g。水煎服。结乳肿疼，或乳痈新起者，并治一切红肿疮疡。

朱进忠经验方：银翘丹参饮，即四物汤加金银花、连翘、丹参，治疗血热血瘀性皮肤病。

孙建华用活络效灵丹和四妙勇安汤，治疗血栓闭塞性脉管炎，重用丹参 50～100g。

4. 药材质量

丹参以身干，条粗壮，色红，无芦头，无根须杂质者为佳。

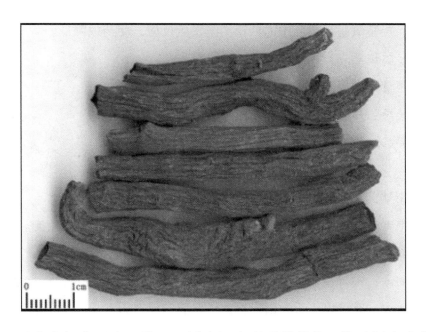

丹参在新中国成立前以四川中江产者质量最优，均选择大中条，两端切齐，条长均在15～20cm，箱装多供出口。当今的栽培丹参大小条均有，并带芦头和须根，混装出售。

丹参的鉴别方法，首先，可以通过植物学的特性来鉴别，即通过看丹参的根部，较好的丹参的根呈圆柱形，为砖红色，且有多数的纵沟，容易被折断，而且丹参的味道比较苦涩，以干条粗壮，颜色紫红为最佳。其次，我们有水试鉴别法，即将丹参浸泡在水中，如果浸泡后水的颜色没有发生变化，则为正品，另外药材可能会出现膨胀的情况，药材的颜色可能会变浅，劣质丹参泡水后，水会呈现红色，药材会变为淡红色。

还有一个鉴别丹参的小妙招，就是看丹参的断面，如果断面呈现出放射状纹理，就是正品。劣质丹参通常品质较柔软，没有放射状的纹理。温馨提示，在食用丹参的时候千万不要与酸性食物同时食用，另外，丹参不可与羊肝、葱、牛奶、藜芦同时食用。因为丹参中的酮基氧、羟基氧易与羊肝中的铁镁离子发生反应，使药效降低。

5. 临证要点

用量：常规剂量 10～30g，大剂量 50～100g。

禁忌：月经过多，出血，血小板减少者忌用。

6. 临床验案

病案 腰痛（邓文斌《补遗经方方证探微》）

涂某，女，50 岁，2019 年 1 月 15 日初诊。

患者于 1 周前，弯腰捡东西立起来时感到腰痛，休息几天后无缓解，前来治疗。

刻诊：中等个子，面白而胖，怕冷，不发热，出汗多，腰部刺痛，舌体胖大，有齿痕，舌质白，苔白滑，脉弦滑有力。

辨证诊断：太阴水饮证。

处方：桂枝汤合肾着汤合杜仲酒（酒改成汤剂）。炙甘草 15g，干姜 20g，炒白术 40g，茯苓 30g，桂枝 30g，炒白芍 30g，狗脊 30g，杜仲 30g，丹参 20g，泽泻 30g，牛膝 30g，川芎 20g。3 剂。所有药物浸泡 1 小时，大火煮开后小火煎 50 分钟，分 3 次服用。

1 月 19 日二诊：腰痛完全消失，继续治疗多汗的老毛病，面白胖，出汗多，疲倦，舌质白，舌苔白，脉沉滑。诊为太阳太阴水饮气虚证，治疗以防己黄芪汤合防己茯苓汤加龙骨、牡蛎。

处方：防己 15g，黄芪 60g，炒白术 30g，炙甘草 10g，茯苓 50g，桂枝 15g，龙骨 40g，牡蛎 40g，浮小麦 60g。6 剂。

三诊、四诊继续服用二诊处方，患者症状缓解后自行停药。

精微点评：本案虽然没有腰沉重、腰冷，但是还是用了肾着汤，这是根据患者症状，辨证为太阴寒湿水饮证，肾着汤就是治疗太阴寒湿水饮聚集于腰部引起的腰痛，所以选用肾着汤（肾着散）。此外患者是因为弯腰下去突然起来引起的腰痛，一般会治以活血化瘀法，用大量的活血化瘀行气的药物，我在四诊中并没有发现典型的瘀血表现，所以选用《外台秘要》引《心经录》的治疗腰痛的专方杜仲酒：疗卒腰痛。杜仲半斤，丹参半斤，川芎五两。上三味，切，以酒一斗，渍五宿，随性少少饮之。首次运用没有想到会有如此好的效果。

《神农本草经》载杜仲：主腰脊痛，补中益精气，坚筋骨，强志，除阴下痒湿，小便余沥。

（二）桂枝药证

桂枝性温，味辛甘，定性为太阳经药物。

1. 古文论述

(1)《神农本草经》：治上气咳逆、结气，喉痹吐吸，利关节，补中益气。

(2)《名医别录》：无毒。主治心痛，胁风，胁痛，温筋通脉，止烦，出汗。

(3)《本草经疏》：实表祛邪。主利肝肺气，头痛，风痹骨节挛痛。

(4)《药品化义》：专行上部肩臂，能领药至痛处，以除肢节间痰凝血滞。

(5)《本草再新》：温中行血，健脾燥胃，消肿利湿。治手足发冷作麻、筋抽疼痛，并外感寒凉等证。

2. 古方运用

(1) 降逆平冲（最主要作用）：桂枝加桂汤、桂苓五味甘草汤、苓桂枣甘汤。

(2) 调和营卫而解表(桂枝与芍药)：桂枝汤、桂枝人参汤、新加汤。

(3) 温通心（阳）脉治心阳虚：桂枝甘草汤、炙甘草汤、补坎益离丹（附子八钱，桂心八钱，炙蛤粉五钱，甘草四钱，生姜五片）。

注解：补坎益离丹，就是由桂枝甘草汤加附子、海哈粉、生姜组成。

(4) 温通散寒止痛：当归四逆汤、乌头桂枝汤、甘草附子汤、桂枝附子汤、桂枝汤加茯苓白术附子汤，或《千金》乌头汤。

《千金》乌头汤：乌头、细辛、蜀椒、甘草、秦艽、附子、芍药、桂枝、生姜、防风、独活、茯苓、当归、大枣。上十四味，㕮咀，以水一斗二升，煮取四升，分五服。主治风冷脚痹疼痛，挛弱不可屈伸。

注解：《千金》乌头汤，即桂枝汤加乌头、细辛、附子、花椒等，治疗太阳少阴痹证，特别是顽固性疼痛。

(5) 温阳、化气、利水湿：五苓散、苓桂术甘汤、茯苓甘草汤。

(6) 温化痰饮：小青龙汤、苓桂术甘汤、苓桂枣甘汤、《千金》旋覆花汤。

注解：本方有乌头半夏相反相成化顽痰；旋覆花治痰如胶如唾；茯苓、桂枝、生姜、甘草化饮。《千金要方》《外台秘要》许多化痰化饮的方子中基本都有桂枝。

(7) 温中补气而建中：小建中汤、黄芪建中汤、当归建中汤。

(8) 活血化瘀（温通化瘀）：桂枝茯苓丸、桃核承气汤。

(9) 解热：柴胡桂枝汤、桂枝汤、《外台》九味当归汤。

《外台》九味当归汤：当归一分，甘草（炙）一分，芍药一分，人参一分，桂心一分，黄芩一分，干姜一分，大枣五枚，大黄二分。主治小儿宿食不消，发热。

注解：《外台》九味当归汤，是桂枝汤（干姜换生姜，若虚寒不重还是用生姜）加当归，以温中止痛，桂枝汤加大黄可以止痛，黄芩与桂枝可退热，治疗小儿表虚外感发热，同时内有寒湿聚积的腹痛等病证。

(10) 补肝气虚，目不明，肋痛，疲倦等：《千金要方》补肝汤。甘草一两，桂心一两，山茱萸一两，细辛二两，桃仁二两，柏子仁二两，茯苓二两，防风二两，大枣二十四枚。上九味咬咀，以水九升，煮取五升，去渣，分三服。

注解：甘以润之，辛以散之。桂枝、甘草温通心脉，细辛辛以润之，治疗肝气虚寒引起的诸病。

(11) 温中止胸腹疼痛：桂枝生姜枳实汤、枳实薤白桂枝汤、小建中汤、《千金要方》的吴茱萸汤。吴茱萸汤：吴茱萸、半夏、小麦各一升，甘草、人参、桂心各一两，大枣二十枚，生姜八两。上咬咀，以酒五升，水三升，煮取三升，分三次服。主治久寒，胸胁逆满，不能食。

注解：本方就是在《伤寒论》吴茱萸汤的基础上加桂枝、甘草，以温中散寒止痛，半夏散结，小麦、甘草甘缓止痛，从而治久寒，胸胁逆满，不能食。

(12) 治寒性咽喉疼痛：半夏汤或散。

(13) 二物汤：辣桂半两，石菖蒲二钱。上锉。每服二钱半，新水煎，细呷。治风寒邪气留滞失音。（《仁斋直指方论》）

(14) 柴葛桂枝汤：嫩桂枝一钱，杭芍药一钱半，北柴胡一钱，粉干葛一钱，炙甘草八分，老生姜一钱，大红枣五两。净水浓煎，热服。主小儿伤风，自汗发热。（《幼幼集成》卷三）

注解：柴葛桂枝汤就是桂枝汤加柴胡，有柴胡桂枝汤之义，桂枝汤加葛根有葛根加桂枝汤之义，柴胡、葛根可以帮助桂枝汤解肌退热。

(15) 桂枝调血饮：桂枝、当归、川芎、芍药、白术、茯苓、陈皮、香附、牡丹皮、干姜（炒）、益母草各等分，甘草减半。主治妇人产后气血虚损，脾胃怯弱，恶露不行，致心腹疼痛，发热恶寒，自汗口干，

头晕眼花。每服四钱，水煎，温服。（《产科发蒙》卷三）

注解：次方乃桂枝汤合当归芍药散之义，再加行气和血之品。

3. 现代运用

（1）药对配伍

桂枝配麻黄：麻黄与桂枝同用，桂枝助麻黄解表，开玄府，开毛窍，祛在表的伏邪。

桂枝配芍药：桂枝与芍药同用，桂枝走表，芍药走里，桂枝固在外的卫阳之气，芍药滋养在里的营分之阴，共同调和营卫。

桂枝配附子：附子温阳，桂枝温中行血，温通筋脉，通利关节，不伤津液，附子助桂枝温散，桂枝助附子运达病所，为治疗痹证的最佳搭配。

桂枝配石膏：桂枝甘温，通阳化饮，石膏辛寒，清泻里热。

桂枝配甘草：桂枝甘温，炙甘草温中益气，搭配使用可温中（心中阳）益气，治心悸动。

桂枝配柴胡：协同退热。

桂枝配茯苓（白术）：桂枝配茯苓构成桂苓剂，可平冲，平眩，安神。

桂枝配枳实、薤白：都是辛散之品，可散胸中阴寒积滞，治疗胸痹。

桂枝配半夏、甘草：即桂枝甘草汤加半夏，散寒湿痰结，治阴寒咽喉疼痛。

桂枝配芍药、饴糖：建立中焦阳气，同时止痛散滞。

桂枝配生姜、甘草、大枣：健胃，以保护脾胃。

桂枝配大黄、桃仁（桃核承气汤），或配桂枝、桃仁、牡丹皮（桂枝茯苓丸）：与活血药同用，可以促进活血化瘀的效果，桂枝辛散，能推动瘀血走动。

桂枝配生姜：火神派的姜桂汤，治疗长期流清涕。

(2) 名家验方

华乐柏经验：桂枝末醋调神厥穴治愈遗尿，桂枝末酒调治疗寒疝。

殷蓓蓓经验：重用桂枝治疗心律失常，桂枝 60g，甘草 30g，效果迅速。

梁剑波经验：口眼㖞斜，用桂枝 60g 加酒适量浓煎，用布浸泡药汁热敷，左㖞敷右，右㖞敷左，效果较好。

4. 临证要点

适应证：舌质红或暗红，口唇暗红，舌苔薄白有津，脉象浮缓，体质偏瘦，面白，体弱，怕风，多汗，腹部肌肉拘挛。有热者加石膏、黄芩、防己。

用量：常规用量 10～30g，大剂量 60g。

禁忌：一般来说，阳盛气浮，里有火热者不能用，此为相对而言，配合寒性药物还是可以运用的。即《伤寒论》记载："桂枝下咽，阳盛立毙"。湿热证一般不用，"若酒客病，不可与桂枝汤"。肠燥津枯者不用，桂枝附子汤"若其人大便硬，小便自利者，则去桂"。《药性集要便读》："舌绛、神昏、发斑、鼻衄、血热症皆忌用。"

桂枝与肉桂的区别：桂枝气薄，上行发表，调和营卫，畅通经脉治疗痹证；肉桂厚重下行而温，能温补命门，坚筋骨，通血脉，同时引火下行。

5. 药材质量

桂枝以枝条嫩细均匀，色红棕，香气浓者为佳。

（三）麻黄药证

麻黄性温，味辛、微苦；定性为太阳表实药物。

1. 古文论述

《神农本草经》：味苦，温。主中风，伤寒头痛，温疟，发表，出汗，去邪热气，止咳逆上气，除寒热，破癥坚积聚。

《名医别录》：微温，无毒。主治五脏邪气缓急，风胁痛，字乳余疾，止好唾，通腠理，疏伤寒头痛，解肌，泄邪恶气，消赤黑斑毒。

《药性论》：治身上毒风顽痹，皮肉不仁。

《景岳全书》：若寒邪深入少阴、厥阴筋骨之间，非用麻黄、官桂不能逐也……足厥阴之风痛目痛。

2. 古方运用

(1) 止咳逆上气，咳喘（主要作用）：麻黄汤、小青龙汤、射干麻黄汤、厚朴麻黄汤。

(2) 开毛窍而利水消肿，开玄府（主要作用）：越婢汤、麻黄甘草汤、桂枝去芍药加麻黄附子细辛汤等。

注解：李可老中医喜欢把麻黄附子细辛汤加到真武汤、四逆汤中，广泛用于治疗顽固性水肿，难治性水肿，此类水肿发作有相同的时间，相同的诱因，相同发病过程（伏邪）。

(3) 中风伤头痛，解表（通过出汗而解表）：麻黄汤、葛根汤、《千金要方》麻黄汤。《千金要方》麻黄汤：麻黄一两，生姜一两，黄芩一两，甘草半两，石膏半两，芍药半两，杏仁十枚，桂心半两。治少小伤寒，发热咳嗽，头面热者。

注解：本方在《伤寒论》中麻黄汤基础上加石膏，等于加入了麻杏石甘汤，可发越阳明郁热，再加黄芩清内热，芍药畅通营血调和营卫，用于太阳阳明证。

(4) 破癥坚积聚，寒凝瘀血成积，祛寒化瘀肿块消：麻黄附子细辛汤、桂枝去芍药加麻黄附子细辛汤、阳和汤。

(5) 解表开毛窍而退黄，治疗黄疸：麻黄连翘赤小豆汤。

(6) 治伤寒热出表，发黄疸：《千金方》麻黄醇酒汤，麻黄三两，以醇酒五升，煮取一升半，尽服之，温服汗出即愈。冬月寒时用清酒，春月宜用水。

(7) 透伏邪留于太阳、少阴（伏邪是疾病久治不愈的原因）：麻黄附子细辛汤，或《千金要方》小续命汤。后者组成为麻黄、防己、人参、黄芩、桂心、甘草、川芎、芍药、杏仁各一两，附子一枚，防风一两半，生姜五两。上十二味咬咀，以水一斗二升，先煮麻黄三沸去沫，纳诸药，煮取三升，分三服；不愈更合三四剂，取汗。

注解：本方是麻黄汤与桂枝汤的框架解太阳、少阴伏邪，同时有阳明郁热。加防己、黄芩，治疗太阳表郁、少阴伏邪加阳明郁热引起的中风、口眼歪斜等病。

(8) 辛凉发散，透发内闭之郁热（开毛窍让内闭郁热顺孔窍而出）。麻黄配桂枝、细辛、附子则热；麻黄配石膏三黄则凉：麻杏石甘汤（温病之主祖方），三黄石膏汤，防风通圣丸。

注解：有阳明火毒的症状同时有恶寒的表现，所以用麻黄解伏邪发火郁，用三黄清阳明内热，是温病早期的方子，是温病的雏形。

(9) 消赤黑斑毒（寒邪郁闭于面部则生黑斑，葛根汤或五积散）、赤斑（寒邪郁而化热生赤斑）：《千金要方》漏芦汤，药用漏芦、麻黄、升麻、赤芍药、黄芩、甘草、白蔹、白及、枳壳、生大黄。上十味咬咀，以水五升煮取两升，分三服。

注解：太阳寒邪不解，郁闭而化热证，单纯的清热不能解除寒邪潜伏，只有用麻黄透发伏邪才能开玄府，打开毛窍而释放内热，治疗难治性痤疮、急性细菌性结膜炎、妇科疾病等。

(10) 痹证多由寒邪而致，治疗应透发太阳、少阴寒邪。胡老说痹证多在少阴，其实痹证在太阳的也不少，或是太阳、少阴合并痹证，尤其是顽固性、长期不愈的痹证，多半在少阴，伏邪深潜，有时合并太阳证：乌头汤、麻黄附子细辛汤、越婢汤、越婢汤加苓术附汤、《千金》三黄汤。

(11) 麻黄治疗风胁痛，治肺气喘急，腹胁疼痛：麻黄散方，药用麻黄（去根节）二两，赤茯苓一两，桂心一两，桔梗（去芦头）一两半、杏仁（汤浸，去皮尖、双仁，麸炒微黄）四十九枚，甘草（炙微赤，锉）半两。上药，捣筛为散，每服四钱。以水一盏，煎至六分，去滓，不计时候温服。(《太平圣惠方》)

(12) 目痛，流泪，红肿，伴有恶寒或恶寒发热：大青龙汤、麻黄附子细辛汤、八味大发散。八味大发散：麻黄、细辛各 6g，白芷、羌活、防风、川芎、藁本、蔓荆子各 10g。(《眼科奇书》)

注解："目病多风""风邪趋上"，风药祛风以发越外邪，疏风治疗目病。太阳有寒实伏邪不解，而眼睛出现红肿痛流泪，千万不要一见红肿就辨为阳明证，大用清热解毒方剂，此处要用解太阳表邪或太阳、少阳表邪的方子，用麻黄、蔓荆子、羌活、独活、防风等风药，以透发宣透太阳寒实郁闭，寒邪外透，眼病红肿热痛就好了。

(13) 产后诸疾。

(14) 心悸：半夏麻黄丸、麻黄附子细辛汤（心动过缓）。

(15) 麻黄或含有麻黄的方子可治疗遗尿，这主要跟麻黄醒脑、兴奋的作用有关系：葛根汤，麻杏石甘汤，麻黄附子细辛汤。

(16) 麻黄膏：猪板油（熬化去渣）二斤，麻黄二两，百部二两，风子肉二两，花椒二两，升麻一两，紫草一两，枯矾一两。上药熬枯，去滓，滤清后加铅丹二两收，加杏仁泥、硫黄（研极细末），同收成膏。外涂，用治一切风寒湿毒或传染而起脓窠癞疥，或湿热湿毒，坐板成疮。(《饲鹤亭集方》)

(17) 麻黄治疗外科疮疡，如七星剑汤。七星剑汤方药组成：麻黄、野菊花、半枝莲、蚤休、地丁草、苍耳子、豨莶草七味，治十三种疔疮，初起憎寒作热，恶心呕吐，肢体麻木，痒痛非常，心烦作蹄，甚至昏聩。(陈实功《外科正宗》)

(18) 疗人嗜眠喜睡方：麻黄、白术各五分，甘草三分。捣末，服一方寸匕，日三服。(《肘后备急方》)

注解：本方是麻黄兴奋作用的证明。

3. 现代运用

(1) 药对配伍

麻黄配桂枝：解表发汗，治疗痹证疼痛。

麻黄配石膏：石膏大于麻黄（麻杏石甘汤），不再是发汗解表，麻黄开毛窍，开玄府，透热外出，石膏清热除烦，解内热；石膏大于麻黄，再加生姜、大枣，可以发越水湿，治疗阳明湿热水肿（越婢汤）；麻黄大于石膏（大青龙汤），还是发汗解表，同时清里热。

麻黄配黄芩、黄柏、大黄：麻黄开毛窍，开玄府，透热外出，三黄清热解毒，以清阳明里热。

麻黄配甘草（麻黄甘草汤）：消肿利水，治疗太阳表实的水肿。

麻黄配甘草、附子（麻黄附子甘草汤）：治疗少阴里虚寒，伴有水肿、咽喉痛。

麻黄配附子、细辛：治疗少阴表虚寒证，怕冷，疲倦无力，多眠睡等。

麻黄配五味子（白果仁）：麻黄宣散止咳平喘，五味子收敛，一散一收，让宣敛结合。

麻黄配杏仁：宣降肺气，治疗咳喘。

麻黄配射干：止咳平喘。

麻黄配苍术：宣肺燥湿，治表里水湿，苍、麻用量 1：1 时，大发汗；2：1 时，小发汗；3：1 时，利尿作用明显；4：1 时，可化湿，无明显发汗利尿作用。

麻黄配地龙（地龙、僵蚕治疗风咳）：宣肺通络，止咳平喘，利尿。

麻黄配熟地黄、白芥子（阳和汤之义）：温通血脉，消散阴凝，消散痰核肿块，治疗疮疡、咳喘。

麻黄配益智仁、黄芪、桑螵蛸：治疗遗尿。

麻黄配鱼腥草、金荞麦根：治疗痰热咳嗽。

(2) 名家验方

刘渡舟经验：麻黄治喘，寒热咸宜，与干姜、细辛、五味子相配治寒喘；与石膏、桑白皮配伍治热喘；与杏仁、薏苡仁相配治湿喘。除心、肾之虚喘禁用外，余则无往而不利也。

董漱六经验：麻黄治哮，重在配伍，合桂枝发汗散寒；合石膏宣肺清热；合桑白皮清肺达邪；合葶苈子宣肺下气；合射干祛邪化痰定喘；合厚朴理气宽胸平喘；合党参益气调脾，宣肺定喘；合熟地黄滋肾纳气，温肺止咳；合附子温肾阳，宣肺气，化痰治喘。

王玉英经验：外感久咳不管有无表证均用麻黄（伏邪）。

洪广祥经验：虚喘可用麻黄，尤其是下虚或上盛下虚的虚喘，更要固下焦虚寒，培补元阳。阳虚者，麻黄配附子、肉桂、紫石英；阴虚者，配熟地黄、核桃仁、山萸肉；气阴两虚者，配生脉饮、白果。

罗陆一经验：麻黄附子细辛汤治虚寒性心动过缓。

4. 临证要点

适应证：体质壮实，肌肉结实，不爱出汗（相对而言，麻杏石甘汤、越婢汤有汗照常能用，麻黄与石膏等清热药物同用可以用于出汗，麻黄与桂枝同用不能用于出汗），脉浮紧，舌质无干红，舌苔无脱落（舌质白，苔白有津），外感后身疼痛，咳喘，水肿等。

用量：常规用量3～10g，大剂量为10～60g。

用法：生麻黄到15g及以上就应该先煎5分钟，倒掉水用药渣。发汗解表（体质虚弱除外，可以用麻绒），疼痛性疾病，水肿一定要用生麻黄；平喘一般也用生麻黄，虚弱者可以用蜜制麻黄。

禁忌：出汗多者，亡血，舌质红，舌苔红干，口干伤津者，喘脱者，严重心脏病者，阳热旺盛的高血压者等忌用，表实证的高血压可以用。

不良反应：麻黄为中枢兴奋剂，能升高血压，使人心动过速，造成兴奋，不易入睡。如果在辨证正确的情况下，麻黄的这些不良反应一般不会有。

5. 药材质量

麻黄以没有节、颜色淡黄为佳。

（四）葛根药证

葛根性平，味甘，定性为太阳、阳明经药物。

1. 古文论述

《神农本草经》：味甘，平。主治消渴，身大热，呕吐，诸痹，起阴气，解诸毒。

《名医别录》：无毒。主治伤寒中风头痛，解肌发表出汗，开腠理，疗金疮，止痛，肋风痛。生根汁，大寒，治消渴，伤寒壮热。

《日华子本草》：冷。治胃膈热，心烦闷，热狂，止血痢，通小肠，排脓，破血，敷蛇虫啮。

《药性论》：治天行上气，呕逆，开胃下食，主解酒毒，止烦渴。熬屑治金疮，治时疾解热。

2. 古方运用

(1) 颈项强痛（最主要作用）：葛根汤、桂枝加葛根汤、柴葛解肌汤。

(2) 下利：太阳、阳明湿热证，肛门灼热者，用葛根芩连汤；太阳、阳明下利者，用葛根汤。

(3) 治疗消渴，止渴生津：《医学衷中参西录》玉液汤，药用生山药一两，生黄芪五钱，知母六钱，生鸡内金（捣细）二钱，葛根半钱，五味子三钱，天花粉三钱。

(4) 诸痹，起阴气，葛根汤，或《奇效良方》续命汤。后者药用麻黄（去节，先煮掠去沫，焙）一两半，独活一两半，升麻半两，葛根半两，羚羊角屑一两，桂心一两，防风一两半，甘草（炙）一两。上㕮咀，每服六钱匕，水二盏，浸一宿，明旦煎取一盏，去滓温服，衣覆避外风。

(5) 透疹外出，治疮疹未透者：升麻葛根汤，药用葛根、升麻、桔梗、前胡、防风各一钱，甘草五分。水煎服。(《全幼心鉴》)

(6) 解酒除烦，治酒醉不醒：葛根汁一斗二升，饮之，取醒，止。(《千金要方》)

注解：若没有生葛根汁，就用干葛根浸泡后煮水喝，效果亦佳。

(7) 治卒干呕不息：捣葛根，绞取汁，服一升，瘥。(《补辑肘后方》)

(8) 治疗风热感冒，发热，头痛等症，可与薄荷、菊花、蔓荆子等辛凉解表药同用。若风寒感冒，邪郁化热，发热重，恶寒轻，头痛无汗，目痛鼻干，口微渴，苔薄黄等，常配伍柴胡、黄芩、白芷、羌活等药，如柴葛解肌汤。(《伤寒六书》)

(9) 治疗鼻衄，终日不止，心神烦闷：生葛根，捣取汁，每服一小盏。(《太平圣惠方》)

注解：生葛根可清热除烦。

(10) 心热吐血不止：生葛根汁半大升，顿服。(《广利方》)

(11) 金疮中风，痉欲死：捣生葛根一斤，细切，以水一斗，煮取五升，去滓，取一升服。若干者，捣末，温酒调三指撮。若口噤不开，但多服竹沥，又多服生葛根自愈，食亦妙。(《肘后方》)

(12) 葛根橘皮汤：葛根二两，橘皮二两，杏仁(去尖皮)二两，麻黄(去节)二两，知母二两，黄芩二两，甘草(炙)二两。上药七味，切。治冬温，壮热而咳，肌肤发斑，状如锦纹，胸闷作呕，但吐清汁者。(《外台秘要》)

注解：本方是在葛根汤(葛根、麻黄、甘草)的基础上加知母、黄芩，以清阳明内热；加橘皮、杏仁，以降气止咳，本方证属于太阳表热，同时有阳明内热。

(13) 葛根白虎汤：葛根、石膏、知母、防风、甘草、粳米各等分。阳明自汗恶热，外恶风寒，而内已烦渴者。(《医级宝鉴》卷七)

注解：本方是白虎汤加葛根、防风。白虎汤清阳明郁热，加风中润药之防风、葛根，解表而不伤津液。

(14) 葛根粥：葛根(锉)一两，粳米一合。上以水两大盏(500ml)，煎至一盏(150ml)，去滓，下米作粥，入生姜、蜜各少许食之。治小儿风热，呕吐，头痛，惊啼。(《太平圣惠方》卷九十七)

注解：葛根解肌、解表、退热，同时生津养胃止吐；粳米养胃，协同葛根发挥作用，是一个很好的食疗方，对小儿很好，阳明津亏者可用，小儿素体阳虚，容易腹泻者不宜用。

3. 现代运用

(1) 药对配伍

葛根配黄芩、黄连，清热燥湿止利；配麻黄，发汗解肌解表；配桂枝，止痉挛疼痛；配天花粉，生津止渴；配藿香、木香（七味白术散之义），除湿止泻；配升麻，透疹，升提下陷；配丹参、川芎，治疗心脑血管疾病。

(2) 名家验方

陈建新经验：重用葛根 120g，治疗外感风热头痛，颈背僵痛等，每获奇效。

赵仲微经验：茵陈、葛根、藿香，治疗小儿外感发热，疗效好。

张士卿经验：葛根芩连汤，治疗阳明湿热引起的痤疮。

王瑞凤经验：在辨证的基础上加入葛根，并重用 30～60g，再加石菖蒲 6～12g，治疗耳聋效果较好。

刘绍武经验：治疗心肌炎，在辨证方中常重用葛根 30～60g，以解肌祛毒。

4. 临证要点

适用证：项背僵直疼痛，有表邪，口干渴，舌质红，舌苔白或是薄黄，脉浮紧。

用量：10～200g。

禁忌：葛根性凉，有寒湿、痰饮者，不宜使用，或是配伍木香、藿香、茯苓、白术、附子等。

5. 药材质量

葛根有粉葛根与柴葛根两种，粉葛根是药食同源品种；柴葛根是药品。治疗外感和痉挛疼痛，柴葛根效果佳；粉葛根生津作用优于柴葛根。

（邓文斌　王京良　何红霞　马　鹏）

三、草药治验

（一）乌梅

汇总我在临床中应用乌梅产生的感悟，分享给大家，以共同探讨。

记得在我 12 岁时，有一天晚上有位患者来叩门，诉腹痛甚，家父详查后，先以银针刺之，并嘱我以醋 1 碗，花椒 1 把，乌梅 5 个，玄胡 9g，赤芍、白芍各 12g，共煮，随煮随令患者服，针出药尽痛止。这是我第一次在父亲指导下煎煮乌梅治疗患者。

《本草经》云："乌梅去死肌，消黑痣，蚀恶肉。"《本草逢原》载："恶疮胬肉，亦烧灰研敷，恶肉自消，此即《神农本草经》去死肌、恶肉之验"；又曰："治溲血、下血、诸血证"。僵蚕性味咸辛平，有消风、化痰、散结之功。《本草纲目》："散风痰结核，瘰疬……痰疟癥结""僵蚕，蚕之病风者也。治风化痰，散结行经，所谓因其气相感而以意使之者也。"《名医别录》："灭诸疮瘢痕"。象牙屑性味甘寒，有清热化痰、拔毒生肌之功。《海药本草》："主风痫热、骨蒸劳、诸疮等，并皆宜生屑入药。"《医学入门》："生为末，主诸疮痔瘘，生肌填口最速。"《本草经疏》："治恶疮，拔毒，长肉，生肌，去漏管。"人指甲性味甘咸平，有软坚散结祛瘀之功。《本草衍义》："去瘀血。"醋味酸，可助乌梅涩肠止血，又能散瘀。穿山甲性味咸，微寒，有消肿祛瘀之功。《药性本草》："烧灰敷恶疮。"《名医别录》："疗蚁瘘。"《药性论》："恶疮，烧

111

敷之。"《日华子本草》："治痔漏，恶疮。"

五药合而用之，有收涩止血，攻坚散结，化恶肉之功，用于直肠息肉、声带息肉、宫颈息肉，有异病同治之效。后查阅《本草经疏》：梅实，即今之乌梅也，最酸。又曰：热伤气，邪客于胸中，则气上逆而烦满，心为之不安。乌梅味酸，能敛浮热，能吸气归元，故主下气，除热烦满及安心也。下痢者，大肠虚脱也；好唾口干者，虚火上炎，津液不足也，酸能敛虚火，化津液，固肠脱，所以主之也。其主肢体痛，偏枯不仁者，盖因湿气侵于经络，则筋脉弛纵，或疼痛不仁，肝主筋，酸入肝而养筋，肝得所养，则骨正筋柔，机关通利而前证除矣。

《本草纲目》：治久咳不已，乌梅肉（微炒），御米壳（去筋膜，蜜炒）等分为末。每服二钱，睡时蜜汤调下。《太平圣惠方》：治小儿头疮，积年不瘥，乌梅肉，烧灰细研，以生油调涂之。又读《伤寒论》：治伤寒蛔厥及久痢，乌梅三百枚，细辛六两，干姜十两，黄连十六两，当归四两，附子（炮，去皮）六两，蜀椒（出汗）四两，桂枝（去皮）六两，人参六两，黄柏六两。上十味，异捣筛，合治之，以苦酒渍乌梅一宿，去核，蒸之五斗米下，饭熟捣成泥，和药令相得，内臼中，与蜜杵二千下，丸如梧桐子大。先食饮服十丸，日三服，稍加至二十丸。禁生冷、滑物、臭食等。

再观河北明医李世懋先生对乌梅丸的解读。

1. 原文

《伤寒论》第338条：伤寒脉微而厥，至七八日肤冷，其人躁无暂安时者，此为藏厥，非蛔厥也。蛔厥者，其人当吐蛔。令病者静，而复时烦者，此为藏寒。蛔上入其膈，故烦，须臾复止；得食而呕，又烦者，蛔闻食臭出，其人常自吐蛔。蛔厥者，乌梅丸主之。又主久利。

《金匮要略·趺蹶手指臂肿转筋阴狐疝蛔虫病脉证治》：蛔厥者，当吐蛔，令病者静而复时烦，此为藏寒，蛔上入膈，故烦。须臾复止，得食而呕，又烦者，蛔闻食臭出，其人当自吐蛔。蛔厥者，乌梅丸主之。

乌梅三百个　细辛六两　干姜十两　黄连一斤　当归四两　附子（炮，去皮）六两　川椒（去汗）四两　桂枝（去皮）六两　人参　黄柏各六两

上十味，异捣筛，合治之，以苦酒渍乌梅一夜，去核，蒸之五升米下，饭熟，捣成泥，和药令相得，内臼中，与蜜杵二千下，丸如梧子大。先食饮服十丸，日三服，稍加至二十丸。禁生冷滑臭等食。

2. 脏厥与蛔厥的关系

传统观点认为，脏厥与蛔厥是病机不同的 2 个并立的病名。脏厥是独阴无阳的脏寒证，而蛔厥是寒热错杂证。其理由是脏厥的临床表现为"脉微而厥，至七八日肤冷，其人躁无暂安时者，此为脏厥"，显然为但寒无热之阳衰证。而蛔厥者烦，烦从火、从热，故蛔厥属寒热错杂证。乌梅丸是寒热并用之方，故乌梅丸治蛔厥，而不治脏厥。所以后世将乌梅丸局限于治蛔厥及久利，而把"乌梅丸为厥阴篇之主方"这一重要论断湮没了。

我认为脏厥与蛔厥，虽病名不同，然病机一也。脏厥是独阴无阳，本质为脏寒无疑；蛔厥，仲景亦言"此为脏寒"。二者既然皆为脏寒，病机是相同的，也就没有本质的差别。脏厥言其病名，脏寒乃其病机。脏厥与蛔厥的不同，就在于是否吐蛔。在脏寒的基础上，有吐蛔一症者，曰蛔厥；无吐蛔者，曰脏厥。

3. 病因病机

肝为刚脏，内寄相火，心包亦有相火。相火者，辅君火以行事，

随君火以游行全身。当肝寒时，阳气馁弱，肝失升发、舒达之性，则肝气郁。当然，这种肝郁，是因阳气馁弱而郁，不同于情志不遂而肝气郁结者，此为实，彼为虚。

既然阳气虚馁而肝郁，则肝中相火也不能随君游行于周身，亦为郁，相火郁则化热。这就是在阳气虚馁的脏寒基础上，又有相火内郁化热，因而形成了寒热错杂证，正如尤在泾所云："积阴之下，必有伏阳"。

治疗这种寒热错杂证，因其前提是厥阴脏寒，所以乌梅丸中以五味热药温肝阳，人参益肝气，乌梅、当归补肝体；黄连、黄柏清相火内郁之热，形成补肝且调理寒热之方。

蛔厥可在脏寒的基础上形成寒热错杂证，脏厥就不能在脏寒的基础上形成寒热错杂证吗？当然可以，故亦应以乌梅丸主之。

前云脏寒是独阴无阳证，不应有热。独阴无阳，是言厥阴脏寒的病机。厥阴之脏寒，自不同于少阴之脏寒。肾为人身阳气之根，而其他脏腑的阳气，乃阳气之枝杈。若独阴无阳，必肾阳已亡，根本已离，此为亡阳证，当用四逆汤回阳。若肾阳未亡，仅某一脏腑的阳气衰，犹枝杈阳衰，根本未竭，未至亡阳。所以肝的脏寒，与肾亡阳的脏寒是不同的，不应混淆。既然阳未亡，则馁弱之阳必郁而化热，同样形成寒热错杂证。所以，蛔厥有寒热错杂，而脏厥同样可有寒热错杂。故两者本质相同，皆当以乌梅丸主之。据此可知，乌梅丸不仅治吐蛔之蛔厥，亦治脏厥，故称乌梅丸为厥阴病之主方。

厥阴病，为何易出现阳气馁弱之脏寒证？这是由厥阴的生理特点决定的。肝主春，肝为阴尽阳生之脏，寒乍尽，阳始生，犹春之寒乍尽，阳始萌，阳气虽萌而未盛，乃少阳、弱阳。若春寒料峭，则春之阳气被戕而不升，生机萧索；若人将养失宜，或寒凉克伐，或药物损伤,皆可戕伤肝始萌之阳而形成肝寒。肝寒,则相火内郁,于是形成寒热错杂证。

4.厥阴篇的实质

俗皆谓厥阴篇驳杂,实则井然有序。厥阴病的本质是肝阳虚,导致寒热错杂。肝中之阳,乃春生少阳之气,始萌未盛,故易受戕伐而肝阳馁弱,形成脏寒。然又内寄相火,相火郁而化热,于是形成寒热错杂之证。

厥阴篇提纲证,即明确指出厥阴病寒热错杂的本质,曰"厥阴之为病。消渴,气上撞心,心中疼热,饥而不欲食,食则吐蛔,下之利不止"。此提纲证,即是寒热错杂证。消渴、气上撞心、心中疼热三症,乃相火内郁而上冲所致;饥而不欲食,食则吐蛔,下之利不止,则为脏寒之征,此即寒热错杂。既为寒热错杂,则有寒化与热化两途,所以,厥阴篇中通篇皆是围绕寒热进退之演变而展开阐述。

如何判断其寒热进退?仲景提出以下4点主要指征。

一是厥热之胜复,厥阴篇第326~381条,共56条。第326~329条论厥阴提纲证及欲愈时的脉、时、证;第330~357条以手足厥几日及热几日,判断寒热之进退转化。若但厥不热,则为独阴绝阳之死证;若但热不厥,乃病从热化。其中,瓜蒂散、茯苓甘草汤、麻黄升麻汤等,乃厥阴篇肢厥之鉴别条文。

二是下利,第358~375条为以下利为指征,判断厥阴病之寒热胜复。热化者便脓血,主以白头翁汤;热入阳明下利谵语者,大承气汤;寒化者,阳虚下利清谷,主以通脉四逆汤。

三是呕哕,第376~381条以呕哕判断寒热之进退。第359条为寒热错杂之呕,主以干姜黄芩黄连人参汤。寒化而呕者四逆汤、吴茱萸汤;阳复而脏病移腑者,小柴胡汤。

四是以脉之阴阳，判断寒热之进退，散见于全篇。其他如咽痛、饮食、烦躁、汗出等，亦皆用以判断寒热之进退。

由此可见，厥阴篇的实质是在脏寒的基础上，形成寒热错杂证。既然寒热错杂，就有寒化热化两途，因而厥阴病全篇，皆是以不同指征，从不同角度判断寒热之进退，井然有序。

5. 方义

俗皆以乌梅丸仅治蛔厥，所以在解释乌梅丸方义时，皆奔蛔虫而来，曰蛔"得酸而安，得辛则伏，得苦而下"，此解失去了乌梅丸的真谛。

厥阴篇的本质是因肝阳虚而形成寒热错杂证，治之亦应在温肝的基础上调其寒热，寒热并用，调和阴阳。所以乌梅丸以附子、干姜、川椒、桂枝、细辛五味热药以温阳益肝；人参益肝气；乌梅、当归补肝之体；黄连、黄柏泻其相火内郁之热，遂形成在补肝为主的基础上，寒热并调之方。

乌梅丸实由数方组成。川椒、干姜、人参乃大建中之主药，以大建中脏之阳；附子、干姜，乃四逆汤之主药，功能回阳救逆；肝肾乃相生关系，子寒未有母不寒者，故方含四逆，母虚则补其母；当归、桂枝、细辛，含当归四逆汤之意，因肝阳虚，阳运痹阻而肢厥，以当归四逆汤治之；黄连、人参、干姜、附子，寓泻心之意，调其寒热，复中州斡旋之功、升降之职。乌梅丸集数方之功于一身，具多种功效，以扶阳调寒热，使阴阳臻于和平，故应用广泛。若囿于驱蛔、下利，乃小视其用耳。

因厥阴病的实质是寒热错杂，其演变有寒化、热化两种，所以厥阴全篇都是讨论寒热转化问题。寒热错杂者，有寒热多少之别，故有乌梅丸、麻黄升麻汤、干姜黄芩黄连人参汤；寒化者，有轻重之殊，方有当归四逆汤、吴茱萸汤、四逆汤等；热化者，有白虎汤、承气汤、白头翁汤、栀子豉汤等。

下面简述我对乌梅丸的应用。

厥阴病的实质是肝阳馁弱，形成寒热错杂之证，肝阳馁弱，则肝用不及，失其升发、疏泄、调达之性，因而产生广泛的病证。肝的疏泄功能，主要体现在以下几个方面。

- 人在生长壮老已整个生命过程中，皆赖肝之春生少阳之气的升发疏泄。如自然界中，只有春之阳气升发，才有夏长、秋收、冬藏。无此阳，则生机萧索，生命必将停止。

- 调畅全身之气机，升降出入，无器不有，升降息，则气立孤绝；出入废，则神机化灭。周身气机之调畅，皆赖肝之升发疏泄。百病皆生于郁，实由肝郁而发。肝阳虚，肝即郁，木郁而导致五郁。当然，五郁有虚实之分。

- 人身血液的运行，津液的输布代谢，精的排泄，月经来潮，浊物排泄等，皆赖肝的升发疏泄。

- 木能疏土，以促进脾胃的运化功能，促进胆汁的生成与排泄。还能调畅情志。肝藏魂，肝主谋虑，胆主决断，肝与人之情志紧密相关。肝藏血，以调节周身之血量及血的循行。

- 肝为罢极之本，与胆相表里，主筋，其华在爪，开窍于目，在液为泪。奇经八脉皆附隶于肝肾，故奇经病多与肝相关。

肝脏作用甚广，故肝失疏泄，则必然影响上述各项功能，产生广泛病变。而厥阴篇中只限于肝阳馁弱产生的寒热错杂之病变，实为肝病的一小部分，并非肝病之全部。如肝热生风，内窜心包，下汲肾水，入营入血及真阴耗竭等，皆未论及。温病补其不足，实为仲景之功臣。凡肝阳馁弱寒热错杂而产生的上述各项功能失常，皆可以乌梅丸为主治之，大大扩展了乌梅丸的应用范围。

（王宪武）

（二）附子

我在临床中常用附子治疗各种杂证，关于临床常见问题，聚各家之论及我的愚见与大家分享。

我们从《伤寒论》附子用量说起。仲景用生附子均不超过一枚，主回阳救逆；用炮附子二到三枚，主止痛；用炮附子一枚，主温阳；用少量附子，主助气化。附子有毒之偏性正是能治病救人的关键所在，临证只要不离辨证论治之前提，并注意其炮制法、煎服法和配伍法，便可取得桴鼓之效。

纵观整部《伤寒论》，使用附子的方剂很多，然而，关于附子的用量，却大有讲究。可以说，张仲景是历史上最会使用附子的人，《伤寒论》中用生附子的方剂有干姜附子汤、四逆汤、茯苓四逆汤、通脉四逆汤、四逆人参汤和通脉四逆加猪胆汁汤，其用量均不超过一枚，主要作用是回阳救逆。用附子二到三枚的方剂有桂枝附子汤、去桂加白术汤、甘草附子汤和附子汤，主要作用是解决关节、骨节的痛症。用炮附子的方剂有桂枝加附子汤、桂枝去芍药加附子汤、芍药甘草附子汤、真武汤、附子泻心汤、附子汤、麻黄附子细辛汤、麻黄附子甘草汤和乌梅丸，除乌梅丸外，附子用量都是一枚，主要作用是温阳。此外，还有《金匮要略》肾气丸，用少量附子，主要作用是助气化。

使用附子重在辨证。对于附子的使用，后世医家亦各有发挥，尤其是近代的火神派医家，更是将附子使用之道发扬光大。然而，亦常有视附子为虎狼之药者。究其原因，不外乎以下 4 点。

第一，受《药典》的束缚。《药典》规定，附子用量极限为 15g，显然已成为临床医生使用附子的桎梏，也是教材中为何真武汤中附子一枚用 9g，附子汤中附子二枚用 9g 的原因所在。

第二，对附子适应证的不理解。附子何时用大量？何时用中量？何时用小量？何时用生附子？很少有人刨根问底。

第三，对煎煮时间和服药量的误解。纵观《伤寒论》全书，附子煎煮方法及服药量与桂枝汤并无明显差别。而近代医案中用附子，多要求先煮沸 1 小时或数小时，笔者认为，有失先师仲景之意。

第四，药物质量参差不齐。我在临床中谨遵仲景之法运用附子，一枚用 20g 而无须先煎，只要求每付头煎煮沸 40 分钟以上，从未出现不适症状。但有持处方到别处配方后出现口、舌、肢体麻木或恶心呕吐者，说明附子炮制存在质量参差不齐的问题。

1. 附子的用量问题

《伤寒论》中，真武汤证有 2 条原文，分别是太阳病篇第 82 条和少阴病篇第 316 条，其方药组成为：茯苓三两，芍药三两，白术二两，生姜三两，附子（炮）一枚。上五味，以水八升，煮取三升，去滓，温服七合，日三服。

《伤寒论》中，附子汤证也有 2 条原文，即少阴病篇第 304 条和 305 条，其方药组成为：附子（炮）二枚，茯苓三两，人参二两，白术四两，芍药三两。上五味，以水八升，煮取三升，去滓，温服一升，日三服。

真武汤与附子汤在组成上，只有生姜与人参之别；在药量上，则有附子一枚与二枚、白术二两与四两之差；在病机上，真武汤为阳虚水泛，附子汤则是少阴阳虚，寒湿凝滞。正如柯韵伯所说："附子汤与真武汤似同而实异，此倍术附去姜而用参，全是温补以壮元阳，真武汤用姜而不用参，当是温散以逐水气。"附子汤中，附子、白术用量均比真武汤多一倍。但《方剂学》中，真武汤中白术二两用 6g，附子一枚用 9g，而附子汤中白术四两用 12g，附子二枚却用 15g。更有甚者（《伤寒论方证精解》杨洁红编著），附子汤中附子用 6g，真武汤中附子用 9g，完全有失仲景制方之旨。

《方剂学》中，回阳救逆类方剂中的四逆汤、四逆加人参汤及白通汤中用生附子各一枚是 15g，通脉四逆汤中用生附子大者一枚是 20g，但在附子汤的二枚炮附子却只有 15g，麻黄附子细辛汤等一枚附子都用 9g，可见教材编写有失严谨。我亲自多次称量过，附子一枚约 15g，大者约 20g，两枚约 30g。"中医不传之秘在于量"，药物剂量是取得临床良好疗效的关键。追本溯源，还原仲景本源剂量，严谨治学应用。

2. 炮制与煎服法

附子有毒是不争的事实，其毒性的大小与用量并无绝对的关系。正如火神派鼻祖郑钦安在《医法圆通》中所说："用药一道，关系生死，原不可以执方，亦不可以执药，贵在认证之有实据耳……病之当服，附子、大黄、砒霜皆是至宝，病之不当服，人参、黄芪、鹿茸、枸杞都是砒霜。"可见，附子有毒，其有毒之偏性正是能治病救人的关键所在，如何正确有效地利用其偏性，却又不致毒，关键在于辨证准确。临证只要不离辨证论治的前提，并注意其炮制法、煎服法和配伍法，使用附子便可取得桴鼓之效。《伤寒论》《金匮要略》等医典中用附子的方中炮制、煎法、服法各不相同，"现其脉证，知犯何逆，随证治之"，临床应用，无有不效。

3. 附子是否反半夏、瓜蒌的探究

《方剂学》《中国药典》在川乌、制川乌、草乌、制草乌与附子条下指出：附子不宜与半夏同用。但另一方面，附子、半夏同用最早见于医圣张仲景《金匮要略》附子粳米汤，乃仲景为治疗寒邪内阻，阴寒湿浊上犯出现腹中雷鸣疼痛、胸胁逆满呕吐而设；另《千金要方》之半夏汤、附子五积散，《证治准绳》之小半夏汤，《张氏医通》之附子散等均是附子、半夏同用。

我祖上六代中医用附子半夏瓜蒌薤白白酒汤治胸痹疗效极好，临床中我在辨证的基础上常附子与半夏同用，或附子与瓜蒌同用，或加化瘀剂，或加利水（饮）剂治疗胸痹，都会起到非常好的疗效。故部分医家认为，在熟谙药性和运用经验的基础上可大胆运用之，欧阳卫权用附子加瓜蒌散治蛇盘疮，疗效极佳。

大抵附子剂的主治疾患，依据《伤寒论》和《金匮要略》的记载，一一概括之，有下列数种。

第一，主治疼痛，与桂枝、白术、茯苓并用。

(1) 桂枝加附子汤，"太阳病，发汗，遂漏不止，其人恶风，小便难，四肢微急，难以屈伸者"。（《伤寒论·太阳病篇》）

(2) 甘草附子汤，"风湿相搏，骨节烦疼，掣痛不得屈伸，近之则痛剧。汗出短气，小便不利，恶风不欲去衣，或身微肿者"。（《伤寒论·太阳病篇》）

(3) 附子汤，"少阴病，得之一二日，口中和，其背恶寒者，当灸之，附子汤主之"。（《伤寒论·太阳病篇》）

(4) 真武汤，"少阴病，二三日不已，至四五日。腹痛，小便不利，四肢沉重疼痛，自下利者，此为有水气，其人或咳，或小便利，或下利，或呕者"。（《伤寒论·少阴病篇》）

(5) 桂枝芍药知母汤，"诸肢节疼痛，身体魁羸，脚肿如脱，头眩短气，温温欲吐者"。（《金匮要略·中风历节病脉证并治》）

(6) 桂枝附子汤，"伤寒八九日，风湿相搏，身体烦疼，不能自转侧，不呕不渴，脉浮虚而涩者"。（《金匮要略·痉湿暍病脉证治》）

（7）桂加白术汤，"伤寒八九日，风湿相搏，身体疼烦，不能自转侧，不呕不渴，脉浮虚而涩者……若大便坚，小便自利者"。（《金匮要略·痉湿暍病脉证治》）

此外如《金匮要略》之薏苡附子败酱散治肠痈、薏苡附子散治胸痹缓急痛、大黄附子汤治胁下偏痛，皆是以附子之热破寒积。

第二，主治厥冷，与干姜并用。

（1）干姜附子汤，"下之后，复发汗，昼日烦躁不得眠，夜而安静，不呕不渴，无表证，脉沉微，身无大热者"。（《伤寒论·太阳病篇》）

（2）四逆汤，"自利不渴者，属太阴，以其藏有寒故也。当温之"。（《伤寒论·太阴病篇》）

（3）通脉四逆汤，"少阴病，下利清谷，里寒外热，手足厥逆，脉微欲绝，身反不恶寒，其人面色赤，或腹痛，或干呕，或咽痛，或利止脉不出者"。（《伤寒论·少阴病篇》）

（4）乌梅丸"……此为藏寒……"。（《伤寒论·厥阴病篇》）

（5）附子粳米汤，"腹中寒疝，雷鸣切痛，胸胁逆满，呕吐"。（《金匮要略·腹满寒疝宿食病脉证治》）

第三，主治恶寒，与桂枝、麻黄、细辛、甘草并用。

（1）桂枝去芍药加附子汤，"太阳病，下之后，脉促胸满者，桂枝去芍药汤主之。若微恶寒者，去芍药方中加附子汤主之"。（《伤寒论·太阳病篇》）

（2）芍药甘草附子汤，"发汗病不解，反恶寒者，虚故也"。（《伤寒论·太阳病篇》）

（3）麻黄附子细辛汤，"少阴病，始得之，反发热脉沉者"。（《伤寒论·少阴病篇》）

（4）附子泻心汤，"心下痞，而复恶寒汗出者"。（《伤寒论·太阳

病篇》)

(5) 桂枝去芍药加麻黄附子细辛汤，"气分，心下坚，大如盘，边如旋杯，水饮所作"。(《金匮要略·水气病脉证并治》)

(6) 越婢加附子汤，"风水恶风，一身悉肿，脉浮不渴，续无汗出，无大热"。(《金匮要略·水气病脉证并治》)

(7) 麻黄附子汤，"水之为病，其脉沉小，属少阴；浮者为风。无水虚胀者，为气。水，发其汗即已"。(《金匮要略·水气病脉证并治》)

以上为《伤寒论》《金匮要略》的重要附子剂，亦为经方派常用剂，如果再参照时方派之附子理中汤、十全大补汤加附子、大防风汤、沉香天麻汤之类，对附子剂应用范围之广泛，则当更加了解。

（王宪武）

（三）大黄

《神农本草经》：大黄，味苦寒，主下瘀血，血闭，寒热，破癥瘕积聚，留饮，宿食，荡涤肠胃，推陈致新，通利水谷，调中化食，安和五脏。

《黄帝内经》：攻里不远寒。

《伤寒杂病论》全书有331方，其中《伤寒论》112方，《金匮要略》262方。含有大黄的方剂共30首，所占比例很大。

1.《伤寒论》大黄方15首

(1) 桂枝加大黄汤

本太阳病，医反下之，因而腹满大实痛者。

桂枝（去皮）9g　大黄6g　芍药18g　生姜（切）9g　甘草（炙）6g　大枣（擘）12枚

上六味，以水700ml，煮取300ml，去滓，每次温服100ml，日三服。

主治太阳之邪未解，误下导致邪陷于脾之大实痛者。取大黄入于桂枝汤中，以破脾而不伤阴。桂枝解外，大黄通利，芍药三倍于大黄，甘草与大黄等量。通中有缓，缓中有固，固中有发。

(2) 大柴胡汤

少阳、阳明合病，往来寒热，胸胁苦满，呕不止，郁郁微烦，心下痞硬或满痛，大便秘结，或胁热下利，舌苔黄，脉弦有力者。

柴胡 15g　枳实（炙）9g　生姜（切）15g　黄芩 9g　芍药 9g　半夏（洗）9g　大枣（擘）12 枚　大黄 6g

本证属于太阳病传入少阳，又入于阳明胃肠。柴胡、大黄升降同用，柴胡升散外邪，大黄降泄里实，使病者热退气和。柴胡大黄比例 3：1，枳实、黄芩、半夏、芍药等量，姜、枣斡旋中焦，为防止甘草之缓，故去之。升散与降泄均在此处。柴胡、甘草为小柴胡汤，此处无甘草。

(3) 柴胡加龙骨牡蛎汤

伤寒，往来寒热，胸胁苦满，烦躁惊狂不安，时有谵语，身重难以转侧。

柴胡 12g　龙骨　黄芩　生姜　铅丹　人参　桂枝（去皮）　茯苓　牡蛎（熬）各 4.5g　半夏（洗）6g　大黄（切）6g　大枣（擘）6 枚

上药十二味，除大黄外，以水 800ml，煮取 400ml，再纳大黄，更煮一二沸，去滓，每次温服 100ml。

本证属阴阳错杂之邪，应用阴阳错杂之药，柴胡解未尽之邪，大黄逐里热，另加人参固护正气。柴胡、大黄比例为 2：1。

(4) 大承气汤

阳明腑实证，潮热谵语，手足濈然汗出，矢气频频，大便不通，脘腹满痛拒按，舌苔焦黄起刺，成焦黑燥裂，脉沉滑或沉迟有力；热结旁流，下利清水，臭秽难闻，脐腹疼痛，按之坚硬有块，热厥，高热神昏，扬手掷足，烦躁饮冷，便秘不通；痉病，牙关紧闭，手足抽搐，角弓反张，口噤蚧齿。

大黄（酒洗）12g　厚朴（去皮）15g　枳实（炙）12g　芒硝9g

上四味，用水1升，先煮厚朴、枳实，取500ml，去滓；纳大黄，更煮取200ml，去滓，纳芒硝，再上微火煎一二沸，分二次温服。得下，余勿服。

大黄泻热通便，厚朴行气散满，枳实破气消痞，芒硝润燥软坚。四药配合，具有峻下热积之功。

(5) 小承气汤

伤寒阳明腑实证，症见谵语潮热，大便秘结，胸腹痞满，舌苔黄，脉滑数，痢疾初起，腹中疼痛，或脘腹胀满，里急后重者。

大黄（酒洗）12g　厚朴（炙，去皮）6g　枳实（大者，炙）9g

上药三味，以水800ml，煮取400ml，去滓，分二次温服。

(6) 调胃承气汤

阳明病胃肠燥热，症见蒸蒸发热，口渴便秘，腹满拒按，舌苔正黄，脉滑数；亦用于肠胃热盛而见发斑吐衄，口齿咽喉肿痛，中消，疮疡等。

大黄（去皮，清酒洗）12g　甘草（炙）6g　芒硝15g

上三味，以水600ml，先煮大黄、甘草，取200ml，去滓，纳芒硝，更上火微煮令沸。少少温服之。

上述三承气汤皆用大黄四两（12g），由于配伍不同，功效各异，大者大其服，急下其邪；小者小其服，缓下其邪；调胃者调胃兼有顺承胃气之意，不如大、小承气汤专注攻下。均以大黄为君药，结构比例稍有不同，则功效有异，仲景理法方药的设置，应仔细体味。

(7) 桃核承气汤

瘀热蓄于下焦，症见少腹急结，大便色黑，小便自利，甚则谵语烦渴，其人如狂，至夜发热，及血瘀经闭、痛经，产后恶露不下，脉沉实或涩。

桃核（去皮尖）12g　桂枝（去皮）6g　大黄 12g　甘草（炙）6g　芒硝 6g

上五味，以水 700ml，煮前 4 味，取 300ml，去滓，纳芒硝，更上火，微沸下火，空腹时温服 100ml，日三服。当微利。尤按：调胃承气汤加桃仁，该方大黄取其推陈致新，入于血而下行之意，主治蓄血轻证。

内科可用于火热上攻的目赤、齿痛、头痛，或血热妄行，吐血而呈紫色，或衄血，或少腹急结，其人如狂等疾病，推求上述证候运用此方治疗之理，是欲借此方釜底抽薪，引热下行，从而体现上病下求之法。

伤科常用于跌打损伤，瘀血停留，疼痛不能转侧。腰部损伤，二便失调者疗效尤佳。《证治大还》言："打仆内损，有瘀血者，必用。"

妇科疾病亦可选用本方。如女子月事不调，先期作痛者宜之；血瘀经闭，月水不来者宜之；产后恶露不下，脐腹大痛者亦宜之。但应掌握辨证要点，病性属热属实者，始可应用，否则不可妄投，恐犯虚虚之戒。用于调经，尤须谨慎。内科用此以泻热为主，外、妇两科用此以逐瘀为主，同是使用一方，重点却有不同。

(8) 抵当汤

下焦蓄血，症见少腹硬满，小便自利，喜忘，如狂或发狂，大便色黑易解，脉沉实，或妇女经闭，少腹硬满拒按。

炒水蛭 5g　炒虻虫 3g　桃仁 6g　大黄 9g

本方破血逐瘀，治下焦瘀血结滞所致发狂喜忘，小腹硬满，小便自利，大便易解，色黑，脉沉结；妇人经水不利，癥瘕积聚，少腹肿块硬满痛，拒按，身黄暗发狂，痛经，经闭及跌打损伤等瘀血实证。

(9) 抵当丸

主治伤寒有热，少腹满，应小便不利，今反利者，为有血也，当下之，不可余药，宜抵当丸。

水蛭（熬）30g　虻虫（去翅足，熬）7g　桃仁（去皮尖）7.5g　大黄 4.5g

右四味捣分四丸，以水一升，煮一丸，取七合服之，晬时当下血，若不下者，更服。

本方为抵当汤变汤为丸，取其峻药缓图之意，后世有代抵当丸方。两方均重用大黄，以攻下瘀血。

(10) 大陷胸汤

结胸证，症见不大便五六日，舌上燥而渴，日晡小有潮热，从心下至少腹硬满而痛不可近，或短气烦躁，脉沉而紧，按之有力者。

大黄（去皮）10g　芒硝 10g　甘遂 1g

上三味，用水 600ml，先煮大黄，取 200ml，去滓，纳芒硝，煮一两沸；纳甘遂末，温服 100ml。得快利，止后服。

(11) 大陷胸丸

结胸证，颈项强直，胸脘痞满，自汗出，大便不通，脉沉实者。

大黄 25g　葶苈子（熬）17g　芒硝 17g　杏仁（去皮、尖，熬黑）17g

上四味，捣筛二味，纳杏仁、芒硝，合研如脂，和散，取如弹丸 1 枚；别捣甘遂末 1g，白蜜 20ml，用水 200ml，煮取 100ml，温顿服之。

一宿乃下。如不下，再服，取下为效。

大陷胸汤和大陷胸丸两方均重用大黄，以峻下，荡涤实热。丸剂为峻药缓下之意。

(12) 麻子仁丸

肠胃燥热，津液不足，大便秘结，小便频数。

麻子仁 500g　芍药 250g　枳实（炙）250g　大黄（去皮）500g
厚朴（炙，去皮）250g　杏仁（去皮、尖，熬，别作脂）250g

上六味，蜜和为丸，如梧桐子大。每服 10 丸，日三服，渐加，以知为度。

本方是麻仁、杏仁、白芍等滋阴润燥之药，投入枳实、厚朴、大黄承气之中，下不伤阴，濡润之中兼有攻破。

(13) 大黄黄连泻心汤

心下痞，按之濡，其脉关上浮者。

大黄 6g　黄连 3g

上二味，用麻沸汤 200ml，渍之须臾，绞去滓，分二次温服。用开水浸后口服，气味俱薄，取其轻扬味淡，祛除心下热痞。此种煎服法说明该痞证是一种无形热邪（按之濡）。

(14) 附子泻心汤

阳虚于外，热结于胃。心下痞满，而复恶寒、汗出者。

大黄 12g　黄连 6g　黄芩 6g　附子（炮，别煮取汁）10g

上四味，切三味。以麻沸汤 400ml 渍之，须臾，绞去滓，纳附子汁，分温再服。

该方三黄开水浸泡后兑服附子汁方法尤须重视。三黄苦寒泻热消痞，又用辛热附子温经固表，寒热并用，攻补兼施，为反佐之法。

(15) 茵陈蒿汤

湿热黄疸，一身面目俱黄，色鲜明如橘子，腹微满，口中渴，小便不利，舌苔黄腻，脉沉实或滑数。

茵陈蒿 18g　栀子（擘）15g　大黄（去皮）6g

上三味，以水 1.2L，先煮茵陈减 600ml，纳二味，煮取 300ml，去滓，分三服。小便当利，尿如皂荚汁状，色正赤，一宿复减，黄从小便去。

该方仲景茵陈蒿和大黄比例为 3：1，吴又可茵陈蒿和大黄比例为1：5。

2.《金匮要略》大黄方 15 首

(1) 鳖甲煎丸

疟疾日久不愈，胁下痞硬有块，结为疟母，以及癥瘕积聚。

鳖甲（炙）90g　乌扇（射干，烧）22.5g　黄芩 22.5g　柴胡45g　鼠妇（熬）22.5g　干姜 22.5g　大黄 22.5g　芍药 37.5g　桂枝22.5g　葶苈子（熬）7.5g　石韦（去毛）22.5g　厚朴 22.5g　牡丹皮（去心）37.5g　瞿麦 15g　紫葳 22.5g　半夏 7.5g　人参 7.5g　䗪虫（熬）37.5g　阿胶（炙）37.5g　蜂窠（炙）30g　赤硝 90g　蜣螂（熬）45g　桃仁 15g

上药二十三味，为末，取煅灶下灰 1.5kg，清酒 5L，浸灰内过滤取汁，煎鳖甲成胶状，绞取汁，纳诸药煎，为丸如梧桐子大。空腹时服3～6g，每日 2～3 次。

该方将大黄入于飞走灵动潜伏诸品之中，发挥其活血逐瘀，推陈致新之用。应用于疟母及各类肿瘤，每有良效。

(2) 风引汤

癫痫、风瘫，症见突然仆卧倒地，筋脉拘急，两目上视，喉中痰鸣，神志不清，舌红苔黄腻，脉滑者。治疗大人风引，少小惊痫瘛疭，日数十发，医所不疗。

大黄 干姜 龙骨各 12g 桂枝 9g 甘草 牡蛎各 6g 寒水石 滑石 赤石脂 白石脂 紫石英 石膏各 18g

上十二味，杵末粗筛，以韦囊盛之。每服 6～9g，用井花水 300ml，煮三沸，温服 100ml。

大黄泻心脾之热邪，配伍龙骨、牡蛎诸石类药材，起到重镇安神，收摄心肾，清热安神之功；桂枝、甘草、干姜辛甘化阳，固护阳气。

(3) 大黄䗪虫丸

虚劳内有干血，形体羸瘦，腹满不能饮食，肌肤甲错，两目黯黑；亦治妇女经闭，腹中有块，或胁下癥瘕刺痛。

大黄（蒸）75g 黄芩 60g 甘草 90g 桃仁 200g 杏仁 200g 芍药 120g 干地黄 300g 干漆 30g 虻虫 200g 水蛭 100 枚 蛴螬 200g 䗪虫 100g

上十二味，研末，炼蜜和丸，如小豆大。用酒送下 5 丸，一日三次。本方使用大黄重在祛瘀。

(4) 厚朴三物汤

实热内积，气滞不行，腹部胀满疼痛，大便不通。

厚朴 15g 大黄 12g 枳实 9g

上三味，以水 1.2L，先煮厚朴、枳实二味，取 500ml，纳大黄，煮取 300ml，温服。以利为度。

本方与《伤寒论》小承气汤药味相同，但药量不同。小承气汤意在荡积攻实，故以大黄为君；本方意在行气泄满，则以厚朴为主。方中厚朴行气消满；大黄、枳实泻热导滞。三药相合，使气滞通畅，实积消除，腑气得以通畅，则诸症自解。

(5) 厚朴七物汤

病腹满，发热十日，脉浮而数，饮食如故，厚朴七物汤主之。

厚朴 24g　甘草 9g　大黄 9g　大枣 2 枚　枳实 15g　桂枝 6g　生姜 15g

上七味，以水一斗，煮取四升，温服八合，日三服，呕者加半夏五合，下利，去大黄，寒多者加生姜至半斤。

本方乃小承气汤合桂枝去芍药汤，为解表攻里之法。

(6) 大黄附子汤

寒邪与积滞互结肠道，胁下偏痛，便秘，手足不温，苔白，脉紧弦。

大黄 6g　附子（炮）9g　细辛 3g

上三味，用水 500ml，煮取 200ml，分 3 次温服。若强人煮取250ml，分 3 次温服，每相隔约 1 小时。

本方病机为沉寒兼夹积滞，大黄入于附子、细辛等辛热之品中，以达到温下的目的。

(7) 厚朴大黄汤

支饮胸满者。

厚朴 15g　大黄 18g　枳实 9g

上三味，以水 1L，煮取 200ml，分 2 次温服。

本方和小承气汤成分相同，用量比例不同。

(8) 己椒苈黄丸

水饮停积，走于肠道，辘辘有声，腹满便秘，口舌干燥，脉沉弦。现用于肝腹水、肺源性心脏病、水肿及肾炎水肿属于实证者。

防己　椒目　葶苈（熬）　大黄各 14g

上四味药，为末，蜜丸，如梧桐子大。空腹时服 1 丸，日 3 服，渐稍增。口中有津液。本方用大黄入于防己、葶苈子、椒目之中，让水饮从大小便而出。

(9) 栀子大黄汤

酒黄疸，心中懊恼或热痛。

栀子 9g　大黄 3g　枳实 12g　豆豉 10g

上四味，以水 600ml，煮取 200ml，分 3 次温服。

用大黄加入枳实、栀子、淡豆豉之中，以清胸中郁热，除胃肠
积滞。

(10) 大黄硝石汤

主治黄疸病热盛里实证。

(11) 泻心汤

主治热盛气逆之吐血、衄血。大黄、黄芩、黄连苦寒泻火，止血。

(12) 大黄甘草汤

胃肠积热，浊腐之气上逆，食已即吐，吐势急迫，或大便秘结不
通，苔黄，脉滑实者。

大黄 12g　甘草 3g

上二味，用水 600ml，煮取 200ml，分 2 次温服。

大黄、甘草通泄胃肠邪热。

(13) 大黄牡丹汤

肠痈初起，右少腹疼痛拒按，甚则局部有痞块，发热恶寒，自汗
出，或右足屈而不伸，苔黄腻，脉滑数者。

大黄 12g　牡丹皮 3g　桃仁 9g　瓜子 12g　芒硝 9g

上五味，用水 600ml，煮取 200ml，去滓；纳芒硝，再煎沸，顿服
之，有脓当下，如无脓当下血。

大黄加入活血化瘀排脓之品中，发挥泻热破瘀，散结消肿之功。

(14) 下瘀血汤

产妇瘀阻腹痛，及瘀血阻滞，经水不利，腹中癥块等。

大黄 9g　桃仁 20 枚　䗪虫（熬，去足）20 枚

上药三味为末，炼蜜和为 4 丸。以酒 200ml，煎 1 丸，取 160ml，顿服之。

大黄加入活血化瘀破血之品中，用蜜丸缓其药性。

(15) 大黄甘遂汤

妇人产后，水与血互结在血室。

3.《温病条辨》承气汤 8 首

(1) 牛黄承气汤

热入心包，神昏谵语，兼有腑实者。

安宫牛黄丸二丸　大黄末三钱

将安宫牛黄丸化开，调下大黄末。先服一半，不知再服。

本方是大黄和醒脑开窍治法的结合。

(2) 导赤承气汤

阳明温病，下之不通，小便赤痛，心烦渴甚，脉左尺牢坚者。

赤芍药 9g　细生地 15g　生大黄 9g　黄连 6g　黄柏 6g　芒硝 3g

用水 1L，煮取 400ml。先服 200ml，不下再服。

本方是大黄与清热，凉血清心法的配合使用。

(3) 护胃承气汤

温病下后数日，热不退，或退不尽，口燥咽干，舌苔干黑，或金黄色，脉沉而有力者。

生大黄三钱　玄参三钱　细生地三钱　牡丹皮二钱　知母二钱　麦冬（连心）三钱

水 5 杯，煮取 2 杯，先服 1 杯，得结粪，止后服；不便，再服。

本方为大黄与滋阴清热法的配合使用。

(4) 宣白承气汤

阳明温病，下之不通，喘促不宁，痰涎壅滞，大便闭结，脉右寸实大。证属肺气不降者。

生石膏 15g　生大黄 9g　杏仁粉 6g　瓜蒌皮 4.5g

用水 1L，煮取 400ml。先服 200ml，不知再服。

(5) 桃仁承气汤

瘟疫昼夜发热，日晡益甚，既投承气，昼日热减，至夜独热，由于瘀血未行者。

大黄 12g　芒硝 6g　桃仁 18 粒　当归 6g　芍药 6g　牡丹皮 6g

本方和桃核承气汤均治疗太阳蓄血证，但组方有所不同。桃核承气汤：桃仁（去皮尖）、大黄、甘草（炙）各 12g，桂枝（去皮）、芒硝各 6g。

(6) 增液承气汤

阳明温病，热结阴亏，燥屎不行，下之不通，津液不足，无水舟停，服增液汤不下者。

玄参 30g　麦冬（连心）24g　细生地黄 24g　大黄 9g　芒硝 4.5g

上药以水 1.6L，煮取 600ml，先服 200ml，不知再服。

本方为滋阴增液法与通腑泄热法结合制方。

(7) 新加黄龙汤

阳明温病，应下失下，正虚邪实。

细生地、玄参、麦冬（连心）各五钱（15g）　人参（另煎）、当归各一钱五分（4.5g）　芒硝一钱（3g）　生甘草二钱（6g）　生大黄三钱（9g）　海参（洗）二条　姜汁六匙

水 8 杯，煮取 3 杯，先用 1 杯，冲参汁 5 分，姜汁 2 匙，顿服之。如腹中有响声，或转矢气者，为欲便也，候一二时不便，再如前法服

1 杯，候二十四刻不便，再服第 3 杯。如服一杯即得便，止后服。酌服益胃汤 1 剂，余参或可加入。

本方以调胃承气汤缓下热结，滋阴增液之力强，适用于热结里实，气阴不足者。

(8) 承气合小陷胸汤

温病三焦俱急，大热大渴，舌燥，脉不浮而躁甚，舌色金黄，痰涎壅甚，不可单行承气者。

生大黄五钱（15g） 厚朴二钱（6g） 枳实二钱（6g） 半夏三钱（9g） 瓜蒌三钱（9g） 黄连二钱（6g）

以水 8 杯，煮取 3 杯，先服 1 杯，不下再取 1 杯，得快利，止后服，不便再服。

综上所述，大黄在上述经典方剂中有如下几个应用思路。

大黄有攻下积滞，清热泻火，祛瘀止血之功。所治疾病主要有胃肠疾病，如大承气汤、小承气汤、调胃承气汤、厚朴三物汤、大黄甘草汤、大黄附子汤、桂枝加大黄汤、麻子仁丸；肝胆疾病，如大柴胡汤、茵陈蒿汤、栀子大黄汤、大黄硝石汤；血证，如泻心汤、下瘀血汤、桃核承气汤、抵当汤、抵当丸、大黄䗪虫丸、鳖甲煎丸；水饮证，如厚朴大黄汤、己椒苈黄丸、大陷胸汤、大黄甘遂汤。吴鞠通把攻下法与开窍、化瘀、宣肺、利水、益气养阴等法配伍使用，可以说是把大黄配伍发挥到了极致。

4. 关于大黄

大黄味苦，性寒，归胃、大肠、肝、脾经，有泻下攻积，泻火解毒，活血祛瘀，清泻湿热等作用，用于胃肠实热积滞，大便秘结，腹胀腹痛等，如《伤寒论》大承气汤、小承气汤、《千金方》温脾汤、《伤寒六书》黄龙汤；用于火热炽盛，迫血妄行的吐衄，如泻心汤、大黄牡丹汤；用于多种瘀滞证，如复元活血汤；用于黄疸、淋证等，如茵陈蒿汤、八正散。

(1) 主治

实热便秘，热结胸痞，湿热泻痢，黄疸，淋病，水肿腹满，小便不利，目赤，咽喉肿痛，口舌生疮，胃热呕吐，吐血，咯血，衄血，便血，尿血，蓄血，经闭，产后瘀滞腹痛，癥瘕积聚，跌打损伤，热毒肠痈，丹毒，烫伤等。

(2) 用法用量

内服：煎汤，3～12g，泻下通便，宜后下，不可久煎；或用开水泡渍后取汁饮；研末，0.5～2g；或入丸、散。

外用：适量，研末调敷或煎水洗。煎液亦可作灌肠用。大黄生用泻下作用较强，熟用则泻下作用较缓，而长于泻火解毒，清利湿热；酒制功擅活血，且善清上焦血分之热；炒炭常用于凉血止血。

(3) 炮制法

- 生大黄，又名生军：原药拣净杂质，大小分档，焖润至内外湿度均匀，切片或切成小块，晒干。以攻积导滞，泻火解毒效果好，临床多用于毒热便秘、火毒伤络（吐血、衄血）、眼目赤肿、口舌生疮及热毒痈疽等，也可外用（磨汁研粉）调敷疮疡肿毒。

- 酒大黄：取大黄片用黄酒均匀喷淋，微焖，置锅内用文火微炒，取出晾干。大黄片 100 斤加黄酒 14 斤，可以此比例配置。长于活血行瘀，适用于跌打损伤、瘀血腹痛、肠痈等；另外酒大黄能够升清降浊，使脾胃运化恢复正常。

- 熟大黄，又名熟军、制军：取切成小块的生大黄，用黄酒拌匀，放蒸笼内蒸制，或置罐内密封，坐水锅中，隔水蒸透，取出晒干（大黄块 100 斤用黄酒 30～50 斤）。亦有按上法反复蒸制 2～3 次者。熟大黄泻下力逊，清热化湿力强，多用于湿热内阻之黄疸、淋证及湿热引起的痞满之证。

- 大黄炭：取大黄片置锅内，用武火炒至外面呈焦褐色（存性），略喷清水，取出晒干。偏于收敛止血，止泻之作用。

- 蜜大黄：《雷公炮炙论》，"凡使大黄，锉蒸，从未至亥，如此蒸七度，晒干。却洒薄蜜水，再蒸一伏时，其大黄劈如乌膏样，于日中晒干用之"。

- 醋炒大黄：可泻血分实热，多与活血调经药配伍，用以治疗实热壅于血分而致经闭、痛经及产后腹痛等。

- 土炒大黄：能够健胃消食，常用量1.5～6g加入健脾之品，可用于脾虚厌食。

- 酒烧大黄：取生大黄若干，置碗或器皿中，酒精浸透，点燃酒精，待酒精燃尽自行熄灭，然后晒干或直接入药。有止血、止泻、止痢之功。

- 醋熬大黄：锦纹大黄若干，为极细末，陈醋两大碗，砂锅内文武火熬成膏，倾在新砖瓦上，日晒夜露三朝夜，将上药起下，再研为细末，可治疗痞积。

- 石灰炒大黄：陈石灰10斤除净杂质，过筛，投入锅内用文火炒松，再投入大黄片5斤，共同拌炒，待石灰炒至桃红色、大黄炒至灰黑色时，出锅筛去石灰。将大黄摊开冷却后研成细粉，外用治疗烫伤。

(4) 古文论述

《神农本草经》：下瘀血，血闭，寒热，破癥瘕积聚，留饮，宿食，荡涤肠胃，推陈致新，通利水谷（一作"水谷道"），调中化食，安和五脏。

《名医别录》：平胃，下气，除痰实，肠间结热，心腹胀满，女子寒血闭胀，小腹痛，诸老血留结。

《药性论》：主寒热，消食，炼五脏，通女子经候，利水肿，破痰实，冷热积聚，宿食，利大小肠，贴热毒肿，主小儿寒热时疾，烦热，蚀脓，破留血。

《日华子本草》：通宣一切气，调血脉，利关节，泄宿滞、水气，四肢冷热不调，温瘴热痰，利大小便，并敷一切疮疖痈毒。

《本草纲目》：主治下痢赤白，里急腹痛，小便淋沥，实热燥结，潮热谵语，黄疸，诸火疮。

陈士铎：大黄，味苦，气大寒，阴中之阴，降也，无毒。入胃与大肠。然有佐使，各经皆达也。其性甚速，走而不守，善荡涤积滞，调中化食，通利水谷，推陈致新，导瘀血，滚痰涎，破癥结，散坚聚，止疼痛，败痈疽热毒，消肿胀，俱各如神。欲其上升，须加酒制；欲其下行，须入芒硝；欲其速驰，生用为佳；欲其平调，熟煎尤妙；欲其少留，用甘草能缓也。此药有勇往直前之迅利，有推坚荡积之神功，真定安奠乱之品，祛邪救死之剂也。但用之必须看症甚清，而后下药甚效，否则，杀人于眉睫也。

5. 大黄应用汇总

大黄主治痛闭烦而热，脉滑实，兼治心下痞，吐血，衄血，经水不利，黄疸呕吐，痈疽疔疮等。

(1) 腹证：心下硬，按之心下硬满疼痛，心下急，心下痞，少腹急结，少腹满，胸满腹胀，大实痛，大便难。腹痛为临床症状的有急性胰腺炎、胆囊炎、胆石症、急性阑尾炎、肠梗阻、急性腹膜炎、妇科盆腔脓肿等。可用清胰汤，柴胡、黄芩、黄连、白芍、木香、延胡索、大黄、芒硝等。

(2) 精神症状：谵语，心热，其人如狂，烦躁，独语如见鬼神，目中不了了。

(3) 吐血、衄血、咯血等上部出血，用三黄泻心汤，或大黄研末另加生地汤吞服，以利为度。酒蒸大黄研细末为丸治疗吐血如神。秘红丹，药用大黄、肉桂，研细粉，赭石汤送下，适用于消化性溃疡或炎症合并出血，特别是以黑便为主的出血，出血量500ml以内，亦可用于脑血管意外伴有急性胃、十二指肠溃疡出血，胃癌合并出血，不宜手术其他办法止血无效者。肺结核咯血，支气管扩张咯血，局部黏膜损伤，凝血障碍，高血压动脉硬化等导致鼻衄。

(4) 老年性病，营养状态较好，无明显虚弱症状，面部暗红，腹部充实有力，食欲佳，大便干结，舌质暗红，高血压、高血脂、血尿素氮较高，或有胆囊炎、胆石症，体形肥胖者，可用制大黄。

(5) 大补糕：大黄加麦芽、谷芽，通补，以延年益寿。

(6) 头面部炎症、化脓性扁桃体炎，2—4岁6g，5岁以上9g，水泡服，以祛脓泻热。咽喉肿痛，用生大黄9g，附子3g，细辛1g，玄明粉9g，半夏9g，甘草9g，以退热消肿。江育仁治疗小儿化脓性扁桃体炎，生大黄9g，牛膝15g，冰糖6g，玄明粉6g。急性结膜炎，大黄6g，研细末，水冲服。痈疽疔疮，煨大黄、生大黄研细末，水冲服，每次6g，以泻下为度。

(7) 菌痢：大黄浸酒，点燃酒精后熄灭，大黄研细末服用。

(8) 慢性淋浊：大黄粉纳入鸡蛋中蒸熟服用，称为将军蛋。此方用于老年性便秘也很好。

(9) 跌打损伤：鸡鸣散。大黄（酒蒸）3g，杏仁37枚，研细末，白酒一碗煎汤后鸡鸣时服用，下瘀血即愈。治疗从高处坠下，木石所压，瘀血凝结，气绝欲死，并久积瘀血，烦躁疼痛，呼叫不得。

(10) 烧烫伤：雷真君逐火丹，药用大黄 15g，黄芩 10g，黄芪 90g，当归 120g，云苓 90g，甘草 15g，荆芥 10g，防风 3g，水煎服，原方作者曾治疗一例妇人烧伤，遍身几无完肤，两臂发黑，服用该方，外用麻油涂患处，陈小粉扑之而愈，此方分量不可增减。咽喉黏膜灼伤，生大黄 100g，黄连 100g，植物油 500g，先将油用文火煎至沸腾，然后下大黄、黄连熬到药枯焦黑为度，去渣，冷却后装瓶备用，临用冷服或口含药油，数小时 1 次，使药油覆盖创面。

(11) 无极丸：治疗男女诸病，妇人经血不通，赤白带下，崩漏不止，肠风下血，五淋产后积血，癥瘕积聚，腹痛，男子五劳七伤，小儿骨蒸潮热，起效神速。大黄 1 斤分为四份，一份用童便 1 碗浸泡，食盐 2 钱浸 1 日晒；一份用酒浸泡，再以巴豆仁 35 粒，用豆炒黄去豆不用；一份用红花 4 两泡水 1 碗，浸泡 1 日晒；一份用当归 4 两，入盐醋 1 碗同浸泡 1 日，去当归切晒，为末，蜜丸如梧桐子大，每日服用 50 丸，空腹温酒服下。利下恶物为验，未下再服。

(12) 仙方万安散：黑丑（生熟各半）3 两，雷丸（生用）3 个，生大黄 2 两，贯众 3 两，槟榔 3 两，为细末，装胶囊，每次服用 4 钱。治疗男子、妇人不论老幼，一切陈旧积块，气蛊，水蛊，食蛊，小肠、膀胱奔豚疝气，偏坠，脚气，噎膈，反胃吐食，脾胃气痛，气喘，痰饮咳嗽，肺胀，吐血，咳血，淋血，诸般疮癣，肠风下血，赤白带下，经期不调或前或后，血崩积聚。

(13) 当归大黄汤：当归 10g，大黄炭 6～9g，生地黄 30g，熟地黄 30～90g，甘草 6g。治疗便秘，燥火便血，也可以治疗呕血、吐血、咳血。呕血者去生地黄、熟地黄，加代赭石 30g，肉桂 3g；牙痛，牙龈肿痛、出血者，去生地黄、熟地黄，加代赭石 30g，牛膝 30g，肉桂 3g；痔疮出血者，加地榆炭 15g，槐花 30g。

(14) 大黄乌梅汤：大黄炭（酒精烧大黄）6～12g，乌梅炭 30g，白芍 60g，当归 30g，枳壳 6g，木香 6g，甘草 6g。主治痢疾，利下赤白，疼痛，里急后重等。痢下赤白加白头翁、黄连、秦皮；鲜血加三七粉、五倍子；日久不愈，乏力，加党参、仙鹤草；有肠黏膜脱落，加儿茶、乌贼骨；食欲不好，加神曲、炒薏苡仁；急性感染，加蒲公英；湿热加苦参、滑石、败酱草。

(15) 去食积。

6. 大黄配伍

大黄配人参，攻补兼施，用于虚实夹杂证；配黄连，清泻胃火，用于胃热迫血妄行；配栀子，清泄三焦胃肠有形无形之热积滞；配黄柏，清热泻火，用于黄疸，腹满，小便不利而赤；配茵陈，清热利湿退黄，用于湿热黄疸；配巴豆，泻下冷积；配附子，泻下寒实；配桂枝，解表清里；配石膏，清肺平喘，泻热通便；配麻黄，辛温解表，通腑泄热；配柴胡，和解少阳，内泻热结；配芒硝，泄阳明热结，攻下通便；配生地黄，滋阴清热通便；配玄参，滋阴清热通便；配牡丹皮，泻热通便化瘀；配大蓟，凉血止血；配防己，逐水饮，利水通便（己椒苈黄丸）；配厚朴，行气散结，下气通便；配甘草，泻火解毒，消肿止痛；配土鳖虫，攻逐积血积滞，治疗闭经、癥瘕积聚；配黄芩，清热通便。

7. 大黄用量及煎服法

用量：小剂量 0.3g 以下，有健胃消食作用，1～2g 散剂冲服或 6～12g 水煎服，有缓泻逐瘀的作用；大剂量 15～30g，以通泻大便，攻逐瘀血；超剂量 30～500g，用于实热躁狂、坏死性肠炎、流行性出血热、急性胰腺炎等。

煎服法：渍水饮用，沸水浸泡后绞汁服用，主要用于胸膈、头面、心下等无形热邪；后下，先煎诸药，后下大黄（不超过 10 分钟），取其泻热通便的作用；久煎，煎煮时间 30～60 分钟，以活血化瘀。

8. 大黄禁忌证

太阳病表证，禁用大黄，表证兼有里实热者除外；少阳病禁用，少阳与阳明里实热者可以使用；呕吐禁用，病在上者，因而越之；虚寒证禁用，虚中夹实，寒实冷积者可用；津液亏损，血虚气耗者禁用。

（尤允亚　梁红全　蒲　伟）

（四）民间草药方

1. 民间草药红颠茄，治鼻特效霸一方

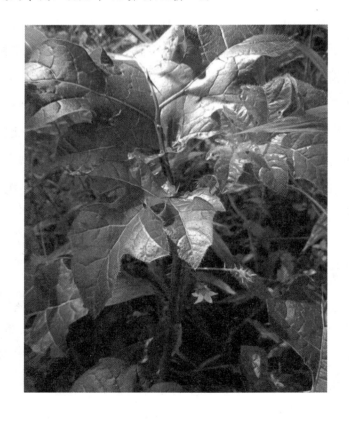

小时候见过一种红果果，爱去摘来玩，圆圆的，红通通的，丢在地上蹦蹦跳跳，挺有意思……长大学了中医之后才知道这是一味民间草药，听说有毒，且有麻醉作用，所以渐渐就和它疏远了。后来有两件事，彻底改变了我对这味有毒药物的看法。

那是一年冬天，下雪了很冷，一个小女孩脚上长了许多冻疮，红一块紫一块的，一到晚上就大闹大哭没完没了，她家老人找到我，问我有冻疮的药没有，我就去山上挖了一些红颠茄的根，让患儿家属拿回去煮热水烫，结果烫一次就好了。那时我就由衷地赞美这味草药的活血散瘀，麻醉镇痛的功效。

还有一次，一个伙伴和我坐在一起玩，几年不见分外高兴，我就问他，几年没见你了，你在哪里干什么？他说，我都是快死的人了，幸好吃了点红果果，现在好了。我大吃一惊，说：你怎么了？他说他得了肺结核，还有哮喘，每天又累又喘，全身无力，四处找医生没医好，没办法了，只能过一天算一天，已经没什么希望了。有一天他上山去干活，在路上歇了很多次，累得上气不接下气。他坐在半山上休息时，突见眼前长有许多红果果，他想，这药是不是可以治好他的病，试一试吧，反正是要死的人了，死马当作活马医。于是他就摘了一个撕成碎片开始少量试着吃（有毒药，不能吃多），后来慢慢增加分量，当时觉得味道还可以，于是那几天他路过时都摘来吃，吃了觉得好多了，就又吃一次，结果就吃好了。听了他的话，我大吃一惊，原来红颠茄的红果果可以治肺结核、哮喘病。从那时起，我更加喜欢这味药了。

自从知道它的药用价值后，我经常去野外挖，可是发现山上再也找不到了，好多人都在挖，都在种，有的种了一亩地，有的把它拿去街上叫卖，有的把它做成盆景出售……想要用就只能出钱买了，这是为什么啊，搞得我莫名其妙。有一天我的电话响了，一位朋友问我找得到红颠茄这味药吗，听说治鼻窦炎效果好，当时我半信半疑，一次赶集时在街上见有人在买红颠茄，我好奇地走过去，见几个人在买，我就问其中的一位女性：你们买去治什么病？她说，她以前得了鼻窦炎，买这药回去和笔筒草煎水服用治好了，还可加三棵针，今天带几个人来买。我的天，怪不得山上的红颠茄都被挖光了，原来是治鼻窦炎的。

2. 无名身痒搔得慌，深山药草效优长

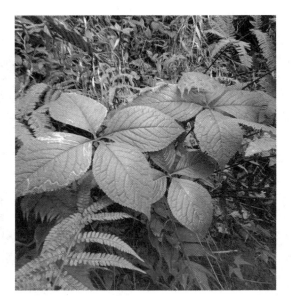

前天，我和我的一位中医朋友去深山里采药，走到林子深处坐下来歇息时，突然觉得不对，两人的身上都痒起来，一直抓了许久都没能止痒，一阵又一阵的搔抓，弄得好烦人，我们走的同一条路，经过同一个地方，身上出现同样的症状——痒，没有红疹，是不是我们碰了同一样的植物，或是什么气味刺激了我们的皮肤，或是什么过敏原感染了我们，或是让大活麻刺了……让我们百思不得其解。

无奈，只好一边抓痒一边挖药，挖着挖着，突然听到朋友"哈哈

哈"的得意笑声从林子里传来:"哈哈!哈哈!身上不痒了,有妙招了,快来,我给你指点迷津!"。只见他拿着一株四块瓦的手向我招了招,示意我过去。我想,难道他手中的那株四块瓦又有了"小秘密",难道他又发现了"草药王国"里的新大陆。我的这位草药朋友,从小酷爱医学,喜读中医古典经文,并对草药情有独钟,研究颇深。这次更是对四块瓦与狼毒相配治癣取得了很好的疗效,并扩展到了用四块瓦接骨、止咳方面,今天就特意带他来挖这药。

"快来!快来!",他的声音打乱了我的回忆,我急忙快步走到他身边坐下。他说:"我就是用这四块瓦的叶子捣细后擦好的,不痒了,你试试,太神效了。"因为它有股很大的香味,可以把身上的痒清撒出去,在中医里叫作清香发散,我急忙也弄了这叶子捣细擦在身上发痒的地方,不到一分钟,身上果然不痒了。我们都觉得奇怪,心里又好高兴,今天又实践了一棵止痒的草药,好像在医海茫茫的岸边拾到了一个闪光的贝壳……

3. 治咽之药八爪龙,民间用法有讲究

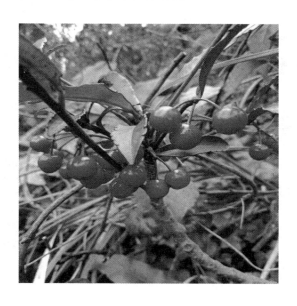

八爪金龙水煎服是治咽喉炎的一剂良药，可实际用在治病上，能有几个有效的。这些年我与此药亲密接触，在应用上多次实践，发现了这味药在治疗肺结核与骨结核方面很有特效，是很多药难以相比的。可在治疗咽喉炎方面，可说是十有九败，直到有一天，我才发现了这味药治咽喉炎的秘密。

我有一位朋友是歌手，免不了患咽喉炎，有一次他咽喉又发炎了，这次非常严重，一唱歌嗓子就痛，他就来我这里抓了一把八爪金龙根片，由于他要出远门好几天才能回来，煎服不方便，所以他就把八爪金龙放进自己的衣袋里，咽喉一痛就摸出两片含在嘴里，这样如此多次的含服，两天以后咽喉炎就好了。

直到他告诉我的那一天，我才知道八爪金龙治咽喉炎的用法秘密，我将它应用在治病上，取得了很好的效果，并得到了不断的完善，原来八爪金龙要借助人自身的口水才能起作用，口水对咽喉与人体起滋润的作用。

（吴树春）

四、体悟札记

（一）中药现状探析

中医治病的生命在于疗效，疗效的取得是各环节共同协作的结果，而优质的药材是取得疗效的关键！思路再好，方子再对，遇到假药也是枉然。

而现实中药材的质量，其时很堪忧！本人从事中医工作多年，现将近年的几点体会总结如下。

1. 物名不相符

物名不相符，也就是行内所说的同名异物或异物同名的问题，其实这个问题在新中国成立后有了很大的改善。例如，原来的破故子、胡古纸等统一为补骨脂；易混淆的品种，如南刘寄奴、北刘寄奴、木蝴蝶、金钱草、马蹄金等都进行了分离。很多易混品都有了标准的命名和定义，但在有些地方依然存在不甚规范的情况，例如，白头翁正品为毛茛科植物白头翁的干燥根，南方有些地方以翻白草代用；石竹科的王不留行以霹雳果代替等。

如果这些还可以说得过去的话，有些明显的错误就不该了。有一年回老家，我开了个方子，里面有生牡蛎，结果给的海螵蛸。抓药的是位上了年纪的人，很不高兴地说：没有错，几十年都这样用，你们小毛孩子不懂。我很无奈，后来发现整个地区都如此。有经验是好的，但前提是经验必须是对的。这种事说大不大，说小不小，但要引起重视。另外有些中药也确实容易弄混，如山茱萸、吴茱萸、附子、白附子、前胡、续断、旋覆花、野菊花等。每年都有抓错药的反馈，我见过的就不下几十种。所以配药是个技术活，常怀谦虚应谨慎，不能有半点差错。

2. 炮制加工

中药在炮制加工时，有些人为了颜色漂亮，肆意乱加染料；有的人还会偷工减料，等等。

3. 中药鉴定

国人的造假水平绝对让你叹为观止。中药的造假基本分为两种：一是加重，二是掺假。下面我们结合具体药材详细讲。

(1) 增重

第一，穿山甲。炮制过的穿山甲称为炮甲，最早的加重是放在白矾水里浸泡，取出晾干。没加重的炮甲是很轻的，掺了白矾后就变得沉甸甸的了，但表面有一层盐一样的白霜，很好认。后面又升级了，在穿山甲炮制的时候，掺了加重粉，这些加重粉就渗到了里面去，外面那层白霜基本没有了，但也是沉甸甸的，敲碎了里面会有水渗出来。另外有些炮甲也会掺其他东西，最常见的是一个圆锥形的，应该是猪甲之类的东西经炮制而成。两者颜色很像，但形状不同。正宗的炮甲是扇形或棱形，长条形肯定是不对的，其实炮甲最大的特征是弓形棱，就是内表面有一条明显突起的弓形横向棱线，这是伪品做不到的。总之，炮甲要看两点：一看重量，看断面是否有渗水；二看弓形棱。

第二，猪苓。猪苓的价格一直偏高，所以很多人对猪苓的造假也是费尽了心思。猪苓属于类圆形，外表是黑色，有小突起，内部是黄白或类白色，质地很轻，古人将其形容为"轻如软木"。猪苓造假加重的比较多，一般是掺水泥，因为外表是黑色里面是白色，水泥是青灰色，属于中间色。不注意真就看不出来。如果掂着有点沉就要注意了。如果还不放心，再告诉你两招：一是掐，不掺假的有指甲痕，还有微微的弹性，而掺假的没有；二是折，轻折有弹性，重折折断的声音很小，掺假的轻折不弯，重折有声。近年来，又出现了一种造假，就是用山蘑菇的脚切片掺到里面去。因为有些山蘑菇外皮是黑的，里面也是白的，不注意真不容易发现。但猪苓断面有深色点状花纹，山蘑菇则没有，泡在水里花纹就会更明显。

第三，通草、灯心草。这两味药用的都是茎髓，来源相似，就放在一起来说。通草有两个品种，一种是大一点的，中间有一种半透明的薄膜；另一种小一点的没有薄膜。前者为通草，后者为小通草。两者都可以用，都是正品。市场上以小通草为多。没掺假的通草、灯心草的共同特点是：光、软韧、味淡（药材的味道）。一般的掺假方式是加重，在白矾水里浸泡，取出晾干。10g 的量称出来只有 1～2 根，用手指掐一下很脆，无弹性，尝一尝微微发咸。这种就是有问题。

第四，蝉蜕。近几年蝉蜕价格大涨，掺假的也就多起来了。正品的特点是虫壳，黄棕色，半透明，背面有十字形裂开。找一个和它相似的很难，但可以增重，最主要的就是加土增重。

其他还有钩藤加秆，草木药材洁净度的问题等，不再一一赘述。

(2) 掺假

第一，当归。当归其实有很多的问题，正品当归有浓郁的特异香气，入口先尝甜味，后有辛味，最后稍有麻舌感。它有种伪品叫欧当归或土当归，正品当归细皱纹很多，而土当归皱纹则很疏，而且土当归的麻舌感非常快。当归最大的掺假品是独活。因为两者同科，外观又相似，但也很好鉴别。独活的香是浊香，气味很大，但并不好闻，有很强的麻舌感，口尝苦、辛没有甜味，断面纹路有很多麻点，颜色也较深。仔细看看还是不难分辨的。当归有时也做坏人，当归苗晒干后切断掺到柴胡、前胡里的也有很多，如果在这些里面闻到有当归的味道就要注意了。熏硫黄也是当归质量问题的一个重要方面，尤其是前几年，没熏过的当归就很难卖出，熏过硫黄的当归比较干净，颜色发黄，带有硫黄味。质量差被提取的也不少，但要记住一条：柴性大、干枯、无油或断面呈绿褐色者不可供药用！

第二，红花。特征：不带子房管状花，表面红黄或红色，花冠筒状呈细长，先端裂片狭条状，黄白花约聚成筒，柱头长圆顶叉分。关于红花的鉴别，我总结了几条经验：首先，看红花中间的蕊是黄色，其他是红色，如果是全红，应考虑是否染色，还要注意是否掺杂其他东西。其次，放在手里握一下，如果握成一团不会散开，水分可能过大。最后就是掂，如果比较重或手上出现很多红色粉末，可能是红砖粉，要加以注意，再看手上有无染色。这几步下来，基本就不会受骗了。

第三，茯苓。茯苓来源为菌核，有两个关键点：一是粘牙，这个也是和粉葛根最大的鉴别特点；二是水煮不散。茯苓造假的方式五花八门，有面粉、山芋粉制作的，有用相似品掺入的，但总之记住这两点就不会上当。

第四，怀山药。怀山药掺假最多的是板薯，板薯颜色发灰，并且没粉性。此外怀山药容易熏硫黄，如果颜色发白，甚至是苍白色，有酸味，肯定就有硫黄了。

冬虫夏草、天麻、覆盆子、半夏等掺假也有很多，以后我们再详细介绍，希望对大家有所帮助！

（魏委禾）

（二）方证探析

方证相应不是简单的方药与症状的对号入座，而是涵盖了方证与体质、方药与病情、症候的严格对应。辨方证就是掌握方药和对应人体状态的基本方法，以此为基础才是中医的根本。经方医要有一个观念，治病就是治患病的人，而不仅仅是人的病。西医治病只求治病，以病为敌；中医治人兼管治病，以人为本，留人治病。

方—病—人三位一体的基本理论只有在吻合的条件下才能诊断与治疗同步，才能一箭中的，更好地提高药物的疗效和疾病的归转与预后。若患者出现了许多症状，不可根据某部分症状，率意处方，那样就会陷入病症相应的误区。经方医看的不是某部分症状，而是整体的证候。经方医临床看病需要有整体观念，即对疾病的全局认识，只有站在制高点，才能更清楚地认识疾病，才能更好地提高疗效。

这就要求经方医通过自己的训诂与归纳分析能力，结合患者的症状和体质，然后处以方药。若患者出现了某些特有的药证或方证体质，再感以新邪，应该先治病，病去方能调体；如果治病病不去，就要考虑调理体质，也就是"急则治其标，缓则治其本"的原则。

方证对应是辨证的尖端，是遣方用药的最后一个环节，方药里面已经隐含了中医的"理""法"，再结合患者的病位与病性等，方能治病有法可依，用药有度可量，更好地发挥方药的功效。认识疾病的规律性特点，抓住其中的共性，才能提高总结方药治疗疾病的规范性与可重复性，不至于"一家一伤寒，一人一仲景"，才可以做到大家对疾病的认识与诊疗相一致，不约而同地使用同一种方药治疗同一位患者。

（曹本贵）

（三）经方医学之我见

1. 中医伟大复兴之路

中华民族伟大复兴，中华文化伟大复兴，作为中国传统文化一部分的中医学也该复兴，而且要伟大复兴。这关系到我们的生命健康，关系到我们是否能真正进入小康社会，关系到人们的身体素质是否能真正提高，然后去追求更加美好的生活。

复兴意味着什么？意味着我们曾经辉煌过、灿烂过，有过丰功伟绩，但同时也意味着我们现在与彼时还相差太远，太落后，需要知耻而后勇。中医学是中华民族的健康守护神，从人类诞生后，就一直在生产生活中一点一滴地积累着。无数人参与，饱含了无数人的智慧和心血，最终在先秦时期形成，《黄帝内经》就是中医学发展史上的一个丰碑，标志着中医学作为一门科学正式诞生。随后在汉朝时期出现的《伤寒杂病论》，又是一个丰碑，标志着中医学从理论走向了临床实践，理法方药已形成一个完整的体系，开启了后世治疗的先河和规矩，此时的中医学发展到了高峰，经方家众多。随后为唐代，唐代是全世界最强的国家之一，中医学自然也是非常强大，从唐代后的宋代一直到今天，中医学一直走在下坡路，现在的中医学已经跌到了谷底，到了生死存亡的时候，所以我们才渴望复兴汉唐古中医的雄风。

2. 经方医学是中医复兴的利器

经方医学包括经方理法、经方辨证法，以及临床中的其他经方思维、经方方证和经方药证。我们说的经方应该是经方医学的全部内涵，如果单纯地说是方证部分，那就是没有理解透经方医学。人们觉得称"经方医学"太麻烦，就习惯性地简称为"经方"，但是我们必须知道它的全部内涵。

我们说的某个方证，不是单纯的一个方子，而是包括经方的思维、理法、方证和药证在里面。比如五苓散方证，我们不仅知道该方由猪苓、茯苓、白术、泽泻、桂枝5味药物组成，其中泽泻用量最重，打成散剂服用最好，用米汤水送服，同时微微出汗（发汗剂和利水剂）为佳；更为重要的是，要知道该方的病机是水液不被气化，水液不能被利用，成为废水，病位在太阳与太阴，症状是舌质白，舌苔水滑或白干，水肿，口干，喝水不能解渴，体偏胖，头昏，脉弦滑等。

经方医学以阴阳（表实热证为阳，里虚寒证为阴）为总的指导原则，六经（六病）辨证为纲，方证为目，一切都是随证治之。

经方医学的优势在于辨六经、辨方证、辨病机、平脉辨证等辨证方法实用好用；方证、类方，法度严格，有规有矩，方便记忆，容易规范，便于传承；用药少，均为几种药物的反复排列组合，便于精研药证。只要方证对应，方机对应，均会产生惊人的效果，并且经方的思维经得起重复检验，因而成为经典，流传千年。

经方药简价廉，是老百姓吃得起的好药，符合中国国情，容易推广，是解决当今看病贵的最佳选择，利国利民。

3. 学习经方

熟读、背诵条文，是学习经方的前提和基础；尽量阅读原文，少看注解，书读千万遍，其义自现；建立六经辨证法、方证辨证法、平脉辨证法及经方思维的框架；方证精研，以及类方系统的研究与归纳整理；药证的精研，药证是方证加减的秘密武器；经方医案的精研，用心、用脑、用手，敢于实践，不怕失败丢面子；多跟诊，问道明师；白天临床，晚上思考、思索、感悟。

4. 经方医学诊治流程

首先收集详细的四诊，然后用六经辨证法，辨疾病的表里、寒热、虚实，再用辨病机法及辨夹杂证候，最后辨方证、开方，辨药证加减。

5. 经方治疗原则

保护胃气；保护津液；保护阳气；重视解表，解表宜早，解表务尽；辨六经，辨病机，辨夹杂证，辨方证，辨药证，有条不紊；有是证便用是方，有是病机便用是方，大道至简，无须繁杂道理。

（李　黎）

外治合用篇

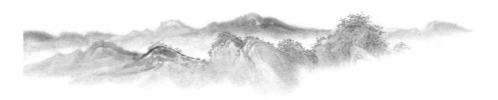

一、火针

火针，古称燔针、烧针，最早见于《内经》，属针灸学范畴，多用于外科疗肿疮疡，具有简便廉验、直达病所、起效迅速等优势。火针是用不锈钢针或特制的针具，用火烧红来灼刺穴位或疗肿疮疡，以防病治病，可分为：木柄火针、三头火针、平头火针、针刀火针、弹簧式火针 5 种。

1. 治疗原理

(1) 借火助阳，以升阳举陷。通过加热针体，将火热直接导入人体，增强人体阳气，激发经气，鼓舞气血运行，温壮脏腑阳气。

(2) 开门祛邪，温经通络。通过灼烙人体腧穴，开启经脉脉络之外门，给邪以出路。

(3) 引热外达，生肌敛疮。

2. 功用及主治

火针具有温壮阳气，温经通络，散寒除湿，祛风止痒，除腐祛瘀排脓，生肌敛疮，散结消肿，止痛缓急，除麻木，清热泻火解毒等作用。主要用于治疗痹证、胃下垂、胃脘痛、阳痿、瘰疬、月经不调、痤疮、扁平疣、神经性皮炎、皮脂腺囊肿、扁肌筋膜炎、肩肘综合征、腱鞘囊肿、腰痛、皮肤赘生物、痛风等。对痤疮（结节囊肿性）、腱鞘囊肿、扁平疣、皮脂腺囊肿，效果尤佳。

3. 操作方法

(1) 选穴与消毒，与毫针规律相同，针对不同疾病，选取适当的腧穴。

(2) 烧针是使用火针的关键步骤。《针灸大成·火针》记载："灯上烧，令通红，用方有功。若不红，不能去病，反损于人。"因此，在使用前必须把针烧红（由红转白）才能起作用。

(3) 针刺时迅速刺入选定穴位，再快速出针，关于深度，太深恐伤经络，太浅不能祛病，应根据病情、体质、年龄和针刺部位的肌肉厚薄、血管深浅而定。一般四肢、腰腹部针刺稍深，可刺2～5分；胸背部宜浅，1～2分；夹脊穴3～5分。胫骨前缘处的皮损性疾病，慎用火针。刺激强度宜稀宜浅，以针后无渗出为度，有渗液为过重。

(4) 每次针刺的多少，根据病变的面积大小或病情而定，一般1～3针，1周行1次或2次，一般每周1次。

4. 禁忌证

火针刺激性较强，孕妇及年老体弱者禁用；瘢痕体质者，患有糖尿病（血糖控制在7.0以下可用）、血友病、高血压、心脏病、恶性肿瘤者，畏针者等不宜使用火针疗法；热证及血管、神经分布部位不宜用火针。

5. 注意事项

针后局部发痒，不能用手搔抓，以防感染；保持针孔干燥，结痂脱落后才能沾水。

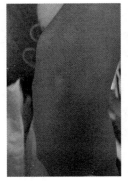 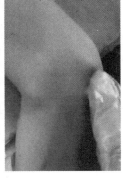 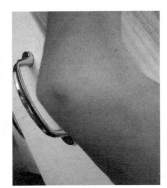

治疗前　　　　　　　　治疗后

腱鞘囊肿

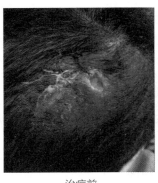 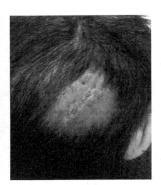

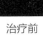

治疗前　　　　　　　　治疗后

外伤感染伤口不愈合

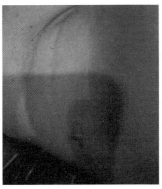 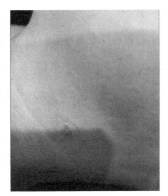

治疗前　　　　　　　　治疗后

皮肤赘生物

（陈　浩）

二、穴位埋线

穴位埋线，指的是根据针灸学理论，利用针具，将药线埋入相应腧穴，从而持久、柔和地刺激穴位，达到平衡阴阳，调和气血，疏通经络，治疗疾病的目的。穴位埋线疗法是集几千年中医针灸经验和30多年埋线疗法经验之精华融汇而成的，适应证非常广泛，尤其是对肥胖症，效果较佳。

肥胖症，是指体内脂肪堆积过多或分布异常，体重增加超过标准体重20%的一种常见的代谢症候群。标准体重（kg）＝［身高(cm)–105］×0.9，超过标准体重10%为超重，＞20%为轻度肥胖，＞30%为中度肥胖，＞50%为重度肥胖。若无明显病因，称单纯性肥胖症；有明确病因者，称为继发性肥胖症。

肥胖的病因包括遗传因素，饮食习惯及嗜好，摄取食物过量及运动不足，食物的调节中枢异常，精神压力、不安、抑郁等心理因素，内分泌失调或口服激素类的药物等。中医学认为过食肥甘厚味，忧思、愤怒过极，大病久病，年迈体衰，房劳多产等，使脾肾阳虚，痰湿内盛，或胃热湿阻，痰热湿浊聚集体内；或肝郁气滞；或阴虚内热，导致机体气机失调，水湿内停，水谷精微不能输布，痰湿内聚，水湿内停，生成有形之邪，形成肥胖。

（一）临床分类

1. 按病因分类

(1) 单纯性肥胖：是各种肥胖中最常见的一种，约占肥胖人群的95%，主要由遗传因素及营养过剩引起。

(2) 继发性肥胖：主要由内分泌和代谢障碍引起，占肥胖人群的2%～5%，如皮质醇增多症、甲状腺激素减低、性功能减退等。这类患者治疗时一般采用经络穴位埋线辅助治疗调整原发病，以达到控制体重的目的。单靠运动和节食，或一般的减肥方法效果不佳。

(3) 药源性肥胖：因用药导致身体肥胖，如肾上腺皮质激素（氢化可的松），治疗一些过敏性疾病、风湿、哮喘等，可使身体发胖。一般情况下停止服药后，肥胖情况可自行缓解，但有些人可因此形成顽固性肥胖。

2. 按发病年龄分类

(1) 婴幼儿肥胖。

(2) 青少年肥胖。

(3) 孕期及产后肥胖。

(4) 中老年肥胖。

（二）辨证论治

1. 脾虚湿阻型

症状：肥胖伴水肿，疲乏无力，肢体困重，尿少，纳差，腹满，舌质淡红，舌苔薄腻，脉沉细。

取穴：脾俞、关元、足三里、阴陵泉等健脾利湿的腧穴。

操作：采用 2-0 或 3-0 的线体，8 号或 9 号埋线针具，以补法为主，可改善疲乏、困重及水肿现象。痰湿一去，腹围、体重均可减轻。

艾灸：大椎、脾俞、神阙等。

中药：防己黄芪汤、二陈汤加减、五苓散、苓桂术甘汤合泽泻汤加减。

2. 胃热湿阻型

症状：肥胖伴头胀眩晕，消谷善饥，大便秘结，肢体沉重，口渴喜饮，舌质红，舌苔腻微黄，脉滑细数。

取穴：上巨虚、梁丘、中脘、胃俞、曲池、大椎、丰隆等。

操作：采用 2-0 的线体，9 号埋线针具，以泻法为主，意在疏通经络，清热通便，以清除头胀眩晕等症，食欲随之下降，从而达到减肥之目的。

中药：大黄黄连泻心汤合调胃承气汤加减。

3. 肝郁气滞型

症状：肥胖伴胸胁苦满，胃脘痞满，月经不调，闭经，失眠多梦，舌质暗红，舌苔白或薄腻，脉细弦。

取穴：肝俞、阳陵泉、血海、地机、中脘等。

操作：采用 2-0 的线体，9 号埋线针具，平补平泻法，可条达肝气，除满消痞。女子以肝为先天，疏肝使冲任二脉调和，则月事以时下，闭经、痛经等现象消除，肥胖即可减轻，而且不反弹。

中药：四逆散合下瘀血汤加减。

4. 脾肾阳虚型（最常见、最难减）

症状：肥胖伴疲乏无力，腰酸腿软，阳痿，浮肿，皮肤松软等，舌质淡红，舌苔白，脉沉细无力。

取穴：肾俞、足三里、关元、血海、带脉等。

操作：选取 3-0 的线体，9 号埋线针具，以补法为主，补肾壮阳，温肾健脾，益精填髓。

值得强调的是，在调理过程中，随着脂肪的减少，体型变瘦的同时，患者肌肉开始结实，骨质变得致密，抵抗力增强，体重往往随之增长，出现体型变瘦但体重不减的现象，这是埋线减肥的一大特色，也是从根本上不同于其他单纯减体重的减肥法的地方。脾肾阳虚型肥胖常常除埋线疗法外，还需配合针灸、艾灸、中药等综合调理才能取得最佳疗效。

中药：真武汤合防己黄芪汤加减。

5. 阴虚内热型

症状：肥胖伴头昏眼花，头胀头痛，腰痛酸软，五心烦热，舌尖红，舌苔薄，脉细数微弦。

取穴：肾俞、太溪、三阴交等。

操作：采用3-0的线体，9号埋线针具，补泻相兼。

中药：杞菊地黄丸或肾气丸加减。

6. 痰瘀互结型

症状：体胖臃肿，疲倦乏力，头晕目眩，或有胸闷胸痛，或肢体重胀疼痛等，舌质暗淡，苔薄白或白腻，脉细弦。

取穴：天枢、丰隆、膈俞、脾俞、水分、曲池等。

操作：采用2-0或3-0的线体，以泻法为主或平补平泻。

中药：桂枝茯苓丸合泽泻汤加减。

（三）临床验案

〔病案一〕冯某，男，1980年出生，2016年9月30日初诊。体重158斤，体胖腹大，伴疲乏无力，怕冷，脱发，腰酸腿软，浮肿，皮肤松软，舌质淡胖大，边有齿痕，舌苔少白，脉沉细无力。

诊断：脾肾阳虚证

治疗：埋线配合中药、针灸、按摩、艾灸等。

取穴：中脘、气海、肾俞、足三里、关元、血海、带脉、阴陵泉等腧穴，以补法为主；艾灸关元、肾俞、足三里。针灸隔日1次，每

15 日埋线 1 次。

中药：真武汤合防己黄芪汤加减。黄芪 30g，防己 12g，炒白术 12g，生甘草 6g，炮附子 9g，茯苓 15g，白芍 15g，生姜皮 10g，杜仲 15g，淫羊藿 15g，萆薢 15g。5 剂。

2017 年 2 月 23 日末次诊：体重 135 斤。

经过综合调理 30 次，体重从 158 斤减到 135 斤。1 年内无反弹。

病案二 万某，女，27 岁，2014 年 6 月 12 日初诊，体重 124 斤，产后 6 个月，自诉节食运动减肥效果不佳，经针灸埋线综合调理 15 次，减重 11 斤。感觉皮肤有点松弛，长效埋线 1 次，继续配合针灸、艾灸、药物熏蒸等治疗 10 次，一共调理治疗 25 次，体重减至 96 斤。2017 年 3 月 1 日体重 97 斤，身材保持良好，很满意！

（黎静萍）

三、穴位贴敷

中药穴位贴敷，是指将单味药，或多味药组成的成方打粉，过细筛，一般用 80～100 目的细筛，用特定的透皮剂，或姜汁、正气液、醋等赋形剂调和，贴敷于穴位或是病灶局部，从而起到治疗和预防疾病的目的。

穴位贴敷在临床中应用广泛，主要用于治疗感冒、咳嗽、哮喘、胃痛、腹泻、呕吐、便秘、消化不良、痛经、乳痈、淋巴结肿大、甲沟炎、遗尿、流涎、鹅口疮等。

（一）穴位贴敷的特点

1.途径直接，药物可以直接作用于穴位或患处，经皮吸收，作用直达病所。

2.用药安全，适用范围广，尤其适用于儿科，解决了小儿吃药难、打针难的问题。

3.疗效确切，不良反应少，且可以随时观察了解病情变化，便于及时加减更换药方。

（二）常用贴敷方

贴敷疗法适用范围广泛，具有内服或其他治疗方法达不到的效果和特点，深受医患欢迎。现在浅谈一下我个人在临床上常用的贴敷方。

1.消肿止痛散

组成：大黄 1g，芒硝 1g，青黛 1g，黄连 0.5g，黄芩 0.5g，栀子 0.5g，连翘 0.5g。按上述比例共研末，装瓶备用。

应用：①乳腺炎、淋巴结肿大，取适量药粉，用透皮液调匀，贴敷于肿块局部，每日 1 次，每次贴 24 小时，取下晾 2～3 小时，继行第 2 贴。②甲沟炎、疖肿，先用采血针在甲床旁边或红肿处针刺放血，若已成脓则将脓口挑开排脓，而后调贴消肿止痛散，并包扎，嘱 24 小时后自行摘掉敷贴，晾 4～6 小时后继续贴敷，一般 1～2 次愈。③痈肿。我曾治疗一位女性糖尿病患者，因经常注射胰岛素，导致脐旁针孔化脓，直径约 4 厘米，中间都是化脓点。先用拔罐法，将脓液抽取出来，然后将消肿止痛散干粉撒于疮面上，纱布覆盖，20 次痊愈。

2. **麻黄附子细辛散**

组成：麻黄 1g，附子 2g，细辛 1g。

用法：按上述比例打粉，装瓶备用，每次取适量，用藿香正气水调敷肚脐处，一般 10～20 分钟起效。

应用：用于因饮食生冷或腹部受寒引起的胃痛、腹痛、腹泻、恶心呕吐等，并伴有舌质淡白，舌苔白或水滑，手足冷等太阴、少阴病证者。

3. **吴茱萸粉**

组成：单味吴茱萸打粉。

用法：取吴茱萸适量，用食醋调敷双侧涌泉穴。

应用：鹅口疮。

诸如此类，我们可以将一些常用药方，按比例打粉，通过辨证，选取合适的方药，并贴敷于相应的穴位来治疗一些常见病、多发病。简单易行，疗效确切。

如双下肢水肿，辨为太阴、少阴合病证，可选用真武汤方，用生姜汁调敷于脐部，1～2 日肿消，起效之快不亚于服汤药。又如感冒发热，无汗，辨为太阳表实证，可以选用葛根汤，若兼有少阳证可加用小柴胡，用生姜汁调，贴脐，也会起到立竿见影之效。

在此我只抛砖引玉，相信大家会将贴敷疗法应用得更好，更上一层楼。

（原向红）

四、小儿推拿

病案一 薛某，女，4 月龄。2014 年 5 月 20 日初诊。家长代诉：腹胀 3 月余，加重 1 周，伴易哭闹。

现病史：患儿出生后不久就发现有腹胀，经常放屁。排气时身体扭动不安，脸部胀红，排气后症状缓解。近 1 周来夜眠不安，经常哭闹，1～2 小时就能醒一次，口臭（酸奶味），大便稀，少量奶瓣及黏液，呈黄绿色或深绿色，有酸臭味儿，小便偏黄。

既往史：其母亲怀孕期间有高血糖。

刻诊：形体不胖，精神可，面色晦暗，舌红，苔黄厚，苔中央厚明显，指纹紫滞，腹胀如鼓，肛周红，手心热。

中医诊断：腹胀，乳食积滞。

西医诊断：肠胀气。

治则：消积导滞，理气消胀。

推拿处方：分手阴阳、清天河水、清板门、清大小肠、掐揉四横纹、分推腹阴阳、揉脾俞、擦大肠俞、推下七节骨。每日 1 次，连续 3 日。

穴位贴敷：消胀和胃散贴敷 6～8 小时，每日 1 次，连续 3 日。

5 月 23 日二诊：患儿精神好，喜欢笑，腹胀明显缓解，睡眠明显好转，可入睡 4～5 小时。大便每日 2～3 次，成糊状、蛋黄色，偶有绿色。观察小儿面色红润，舌红，舌苔薄黄，指纹淡紫红。腹部柔软，稍胀。上方减清大小肠、清板门，加揉板门、清补脾经、按揉足三里、捏脊，巩固治疗 3 日。穴位贴敷消积健胃贴 3 日。治愈。

按语：新生儿腹胀的主要原因包括两个方面：一是过度喂养，喂食过多，不能消化，乳糖在胃中发酵，阻滞于里，导致腹胀，严重者会有呕吐。二是喂奶，特别是用奶瓶进食时，吸入空气较多。或母亲过食豆类、贝壳类海鲜、菜花、西红柿、牛奶等容易产生气体的食物，均可导致宝宝腹胀。

《素问·至真要大论》曰："诸湿肿满，皆属于脾。"本例患儿因乳食不节，胃虽能纳，但脾虚不消，湿蕴于中，浊气不降。阻滞妨碍脾胃正常运化功能，导致清阳不升，阴浊不降，故发为腹胀。我们应用中医外治法、小儿推拿疗法和穴位贴敷法消胀和胃，消积导滞，先治其急，再运脾健脾，以调阴阳和脾胃，恢复脾胃升清降浊之功，其效甚佳。

病案二 刘某，女，5月龄，2016年6月3日初诊。家长代诉：反复咳嗽4个月余，加重1周，伴低热。

现病史：患儿出生后不久，因呛奶导致肺炎住院治疗10天，静脉注射头孢类抗生素9天。出院后喉间痰鸣，反复咳嗽，咳重伴吐奶，夹带白色泡沫样黏痰。纳差，夜眠不安，汗多，易哭闹。大便黏腻，成糊状，每日3～5次。小便不多，色淡。近1周咳嗽、痰多加重，伴气促，有时气喘，咳嗽剧烈时常呕吐夹痰多。就诊时查体：形体偏小，虚胖。面色萎黄，舌质淡红，舌苔黄腻水润，舌体稍胖大。口水多，唇淡咽不红，指纹紫红滞至风关。体温37.6℃，双肺听诊大量痰鸣音，肺底有细小湿性啰音。腹胀软，手足不温，全身皮肤粗糙。

中医诊断：痰湿阻肺，脾胃失和。

西医诊断：小儿肺炎。

治则：清肺化痰，健脾和胃。

推拿处方：合手阴阳120次，清肺经120次，揉板门120次，清肝经100次，逆运八卦100次，掐揉掌小横纹120次，揉天突、推膻中、分推八道和肩甲各 100 次，揉肺俞 120 次，走肺经 6 次，推下天突至膻中、摩中脘、揉丰隆、推涌泉各 100 次。每日 1 次，连续 4 日。

穴位贴敷：选取肺俞、天突、膻中等穴，贴敷清肺化痰止咳贴，每次 1 小时，每 2 日 1 次。

6 月 8 日二诊：患儿偶尔咳嗽，有痰，无呕吐，吃奶有力，胃口好转，大小便正常。精神好，睡眠明显改善，夜间偶有哭闹，要吃奶。查体：精神好，呼吸平，舌淡，苔白腻，手足不温，肺部听诊有少量粗大的痰鸣音，腹部稍胀。

治疗调整为推三关，揉外劳宫，清补脾经、肺经，揉板门，揉肺俞、脾俞、肾俞、丰隆、足三里穴，摩中脘，捏脊。足底涌泉穴贴敷小儿化痰止咳贴。巩固治疗 3 日，痊愈。

按语：《素问·咳论》云，"脾咳不已，则胃受之，胃咳之状，咳而呕。"大家都知道脾胃为生痰之源，肺为储痰之器。该患儿，面浮面黄，唇淡舌淡，苔腻，口水多，手足不温，乃脾肾阳虚有痰饮。长期未能调理治疗，加上输液较多，痰饮积久化热，导致痰湿阻肺，咳嗽加重，低热，痰扰胸膈不寐。家长不断喂奶又加重脾胃负担，脾胃不和而呕逆。故治疗应先清肺化痰，和胃降逆，后续以温阳健脾，化湿消痰收尾。其中清板门、揉天突、摩中脘、推膻中以和胃降逆；清肺经、走肺经、分合手阴阳、运八卦、分推八道，以清肺化痰。外用清肺化痰止咳贴，中药贴敷膻中、天突、肺腧俞，以助推拿之效。治疗 4 日，效果明显。该患儿为脾肾阳虚之体质，为巩固治疗，最后 3 日，以小儿推拿重在健脾温阳，背部走罐以排痰法，穴位贴敷以化湿消痰，终得以平稳收功。

（路军贞）

五、熏洗法

熏洗法是用药物煎汤，趁热在患部熏蒸、淋洗和浸浴，以达到疏通腠理、祛风除湿、清热解毒、杀虫止痒目的的一种外治方法。适用于湿疹、荨麻疹、银屑病、内痔脱垂、外痔肿痛、脱肛、肛周湿疹等，疗效较佳。

我从 2018 年 6 月至今应用麻附细汤加味，外洗治疗 30 余例儿童湿疹，疗效满意，现简要介绍如下，仅供借鉴参考，望批评指正，以便造福更多百姓。

1. 理论形成

《伤寒论》第 7 条："病有发热恶寒者，发于阳也；无热恶寒者，发于阴也。发于阳，七日愈；发于阴，六日愈。以阳数七、阴数六故也。"

《伤寒论》第 281 条："少阴之为病，脉微细，但欲寐也。"

《伤寒论》第 301 条："少阴病，始得之，反发热，脉沉者，麻黄细辛附子汤主之。"

尤在泾《伤寒贯珠集》言："发于阳者，病在阳之经也，以寒加阳，阳气被郁，故发热而恶寒；发于阴者，病在阴之经也，以阴加阴，无阳可郁，故无热但恶寒耳。"意为寒湿等外邪，本当先太阳受之，然今不以引邪外达之治本，反而清降伐阳，致邪入内而留滞，阴经受之，而发于阴也。

机体正气与邪抗争，想排寒湿之邪外出，但正气不足，正邪交争于皮，而发为湿疹。所以引邪外达是为治本，麻附细汤直入阴经扶正，同时祛邪外达。

2. 组成及用法

麻黄 60g，黑附片 60g，细辛 60g，白芥子 20g，蛇床子 50g。

1 岁以下取半量。第 1 次水加满，开盖煮沸后中火煮 30 分钟，第 2 次煮沸后再煮 10 分钟，将两次药液混合，加适量热水浸泡全身 30 分钟左右，中途可加热水，以保持水温，以头部汗出、皮肤泛红、能耐受为度。

3. 辨证要点

本方属阴证，乃太阴、少阴同病，以寒湿为病机，平素喜凉茶、冷饮、水果，夏天多用空调等。

4. 临床验案

赵某，女，15 月龄，2018 年 11 月 3 日以面部反复红疹来诊。患儿自 3 月龄开始面部出现红疹，医院以湿疹治疗，用糠酸莫米松乳膏、卤米松等各种药膏，效果不佳。现双侧颧部可见散在红色斑丘疹，伴有渗出及掉屑，面色略暗，唇色略淡，苔白腻，舌质淡红。取上方 6 剂，如法浸泡全身。11 月 10 日二诊，患儿面色红润光洁，痊愈。

许某，男，9 岁，2018 年 8 月 16 日以双下肢反复湿疹来诊。患儿自上小学二年级以来反复双下肢湿疹，搽过多种软膏，内服参苓健脾颗粒、消风止痒颗粒、氯雷他定片等中西成药，效果不佳。现双下肢散在分布黄豆大小紫暗色斑痂，皮肤粗糙，面色略青，唇淡，苔白腻，质暗红，脉细数。取上方 6 剂，如法浸泡全身。8 月 22 日二诊，已好七成，再取上方 6 剂，未再诊。2019 年 2 月 3 日因感冒来诊，诉上次 6 剂用完后未再发。

5. 分析

《神农本草经》载："麻黄为中品，味苦，性温，主中风，伤寒头痛，温疟。发表出汗，去邪热气，止咳逆上气，除寒热，破癥坚积聚。"又载："附子为下品，味辛，性温，有大毒。主风寒咳逆邪气，温中，金疮，破癥坚积聚，血瘕，寒湿痿躄，拘挛，膝痛不能行走。"又载："细辛为上品，味辛，性温，无毒。主咳逆上气，头痛脑动，百节拘挛，风湿痹痛，死肌。"又载："蛇床子，味苦，性平。主妇人阴中肿痛，男子阳痿，湿痒，除痹气，利关节，癫痫恶疮。"《名医别录》言："白芥子，味辛，性温，无毒。发汗，主胞膈痰冷，上气，面目黄赤。"五药直入阴经，搜拔体内之寒湿之邪，排邪外出，邪去体自安，皮复常色。

（欧义彪）

六、内外合用

（一）小儿外感

小儿乃纯阳之体，稚阳未充，稚阴未长，每于饮食不节，起居不时，或寒暑不适，易患外感性疾病，以伤寒者居多，临床用伤寒之法，辨证遣方用药内服、外洗，疗效满意

1. 理论形成

《伤寒论》第 31 条：太阳病，项背强几几，无汗恶风，葛根汤主之。

《伤寒论》第 32 条：太阳与阳明合病者，必自下利，葛根汤主之。

《金匮要略·痉湿暍病脉证治》：太阳病，无汗而小便反少，气上冲胸，口噤不得语，欲作刚痉，葛根汤主之。

《伤寒论》第 18 条：喘家，作桂枝汤，加厚朴杏子佳。

《伤寒论》第 43 条：太阳病，下之微喘者，表未解故也，桂枝加

厚朴杏子汤主之。

《伤寒论》第 301 条：少阴病，始得之，反发热，脉沉者，麻黄细辛附子汤主之。

《伤寒论》第 12 条：太阳中风，阳浮而阴弱，阳浮者，热自发，阴弱者，汗自出，啬啬恶寒，淅淅恶风，翕翕发热，鼻鸣干呕者，桂枝汤主之。

《伤寒论》第 13 条：太阳病，头痛，发热，汗出，恶风，桂枝汤主之。

机体感受寒邪，机表被束，鼻窍不通则流涕，鼻塞，寒邪闭肺则咳喘，营卫失和则汗出，正邪相争则发寒热。病之来路，即为病之去路。祛邪外出，阴阳复其平和，为治之要。

2. 组成及用法

外用方一：麻黄 30g，桂枝 50g，葛根 80g，白芍 30g，炙甘草 20g，生姜 50～100g。第 1 次加满水煮沸后，转中火煮 20 分钟，第 2 次煮沸后，转中火煮 10 分钟，将两次药液混合，加适量热水，全身浸泡 30 分钟左右，中途可加热水，以保持水温，以头部汗出、皮肤泛红、能耐受为度。适用于以发热为主者。

外用方二：麻黄 60g，黑附片 60g，细辛 60g，白芥子 20g。1 岁以下小儿取半量。用法同前，适用于以咳喘为主者。

内服方：桂枝 45g，白芍 45g，生姜 45g，大枣 12 枚，厚朴 30g，杏仁 15～20g，用水 1400ml，浸泡 30 分钟，煮取 600ml，分 3 次热服。较难喂药者，加水量宜少，煮取 400ml，分 3 次热服。

3. 临床验案

【病案】 李某，女，3 岁，2019 年 2 月 3 日以反复高热来诊。患儿 3 日来反复高热，最高 39.5℃，已在医院输液 3 天，服用布洛芬混悬液后很快退热，但很快体温又升高。现面色暗，精神萎靡，体温39.5℃，苔白腻，脉浮数，手足心及后背略潮。取外洗方一加内服方各3剂，如上法用之。3日后复诊，述次日热退，复发，现轻微咳嗽，取内服方4剂，痊愈。

江某，男，8岁，2019年3月16日以反复咳嗽半年余来诊。患儿自去年9月份以来反复咳嗽不愈，经雾化、口服孟鲁司特钠、阿奇霉素干混悬剂、盐酸丙卡特罗片、肺力咳等中西成药，效不佳。现咳嗽声重，遇寒后，或睡觉前及晨起时加重，面色略青，唇淡，苔白腻，质暗红，脉细数。取外洗方二加内服方各3剂，如上法用之。3月19日来诊，已好五成，取外洗方二加内服方各4剂，痊愈，后未再发。

4.分析

葛根汤及麻附细汤，透邪外出，其力雄厚，但内服常有汗出过多、心悸失眠、口干、头眩等反应，外用只取其透邪之性，而无内服之不良反应，透寒邪外达，临床效果较佳。桂枝加厚朴杏仁汤，既可调和营卫，发散风寒，又有降气调中焦，燥湿化痰的功效，为表理同治之方。肺与大肠相表里，通大肠，理肺气，使肺与大肠气机升降复常。邪之所凑，其气必虚。小儿稚阳未充，容易感受寒邪，加之脾胃常虚，容易食积，以致表里同病。桂枝加厚朴杏仁汤，在有脾胃食积，或痰饮体质特点，再受外寒而引起外感性疾病中，均可辨证用之，临床运用不拘于外感病。

（欧义彪）

（二）发热

病案 王某，女，3岁半。2016年9月8日初诊。患儿反复发热1周多，经口服西药、打针、输液等方法治疗后，体温波动在

37.3～38.5℃之间，精神状态、饮食情况等每况愈下，遂带小儿到医馆进行中医治疗。

刻诊：痛苦面容，双目少神，发热（38.5℃），喜饮冷水，观其咽喉红肿，无脓点，母亲诉其进主食困难，生病期间仍放任患儿吃各种零食，烦躁异常，哭闹不止，好动，已2日未解大便，小便黄，睡眠极差，哄至半夜仍无睡意，舌红，苔黄厚腻，脉滑数。

该病案很容易判断，明显的阳明腑实证，"反复发热"只是疾病的表现之一，根本问题在于中下焦腑气不通。饮食不节就是罪魁祸首。无论是发热还是感冒，减轻肠胃负担为治疗疾病最关键的一步，其次才是药物或其他治疗方式的干预。然而此小孩家长毫无常识，任由小孩吃零食，大便不解，腑气不通，郁而化热，故而出现发热，喜冷水，咽喉红等不适；热扰神志，出现烦躁，哭闹不止等。从中医学角度来看，其治则为泻热通腑，小儿推拿手法以清为主。因发热数日定会损伤津液，手法中需配合补法，清补兼施，相得益彰。

当时患儿哭闹不止，但主要难度还是在于家长的接受程度，所以在行小儿推拿前向家长交代，不要担心小孩哭闹，这是正常的，同时哭闹也能间接促进出汗，利于退热。家长表示理解与接受，于是我和同事一起配合，采用了箕门穴手法（双侧）、打马过天河（左侧）、下推天柱骨与取痧、倒捏脊8次、上三关与下六腑1：2、腹部手法（摩、揉、推、拿、荡）、拿肚角、掐揉二人上马、点按三阴交。前三项操作以皮肤潮红为度，起到退热的效果；倒捏脊与正捏脊的作用相反，前者以清热见长；上三关为温，下六腑为清，此患儿的推拿手法以清为主，故而下六腑所占比例大于上三关；腹部手法操作时轻柔与重刺激手法相结合，既可达到通腑之效，又能避免攻伐太过；拿肚角为通腑散结的代表手法；最后两项主要在于滋阴，热盛伤津，而津亏会加重热邪，所以滋阴必不可少。

整套推拿手法持续了近20分钟，患儿的哭闹声贯穿始终，汗也出了不少，给予患儿少许温水，休息2分钟后再测量体温，结果显示37.3℃，体温降下来不少，皆大欢喜。最后嘱咐家长一定要节制小孩饮食，牛奶、水果等生冷之物勿食，零食和饮料必须断绝，同时2天内忌油腻，以清淡且易消化的饮食为主，如清稀饭，即使疾病后期鱼肉之类也只能逐渐添加。

次日复诊，诉体温已恢复正常，昨夜解出大量极臭的干硬大便，今早患儿自己主动要求吃饭，也表现得没有那么焦躁不安了，变化之大让人感慨。后续给予调理手法善后，疾病即告痊愈。

从这个病案中可以看到小儿推拿的神奇疗效，而且应用范围广泛，并非像一般人眼里简单地揉揉捏捏。我们要知道操作仅仅是中医"道、法、术、器"中"术"的部分，掌握手法和穴位很简单，真正难的地方在于临床上应如何灵活、有效地运用，这是"法"的部分。若追求更高层次则在于"道"，其实这跟为人的道理是一样的，人的根器不同，关注的层面也不同。有些人仅仅看中有形的肉身和食物、药物，能关注到无形的形而上层面的人才是得道之人。然而目前大部分人属于"无知"状态，更不要说得道了。

前不久认识的一位家长，她很能代表这部分人的"无知"。那天来就诊的患儿比较多，对于她的小孩我的印象非常深刻，与其说是小孩给我的印象，还不如说是她的言行让我深思。

张某，男，3岁，2016年9月14日初诊。患儿平时饮食不节，经常食用零食、饮料及各类垃圾食品。其母诉小孩性情急躁易怒，好动，大便数日一行，质尚可，近1周出现感冒、咳嗽、咯痰等症状，多方治疗效果不佳，遂带其到医馆进行治疗。

刻诊：正常面容，咳嗽，咽喉处痰多，无红肿、脓点，口臭，好动，吵闹不止，稍不顺心即发脾气，睡觉时易出汗，全身可湿透，常磨牙，喜俯卧位，大便2日未解，腹部触诊可扪及左下腹有硬块，疑为粪块，无腹痛腹胀等，舌尖红，苔黄厚腻，脉浮滑。

此属太阳、少阳、阳明合病（三阳合病）。咳嗽，咽喉有痰，睡眠易出汗，脉浮为太阳病范畴；好动，吵闹不止，易发脾气属少阳病；口臭，喜俯卧位，磨牙，大便2日未解，左下腹有硬块，舌尖红，苔黄厚腻，脉滑均为阳明病。患儿因饮食不节，致脾运化功能受限，无法正常转运体内的湿气，加上腑气不通，久而化热，湿热夹杂，上扰犯肺，故出现咳嗽，咽喉有痰等太阳病症状。"脾为生痰之源，肺为贮痰之器"，脾属阳明，肺归太阳，所以就整个病案的主要矛盾分析，其根源在于阳明，即处理阳明病为治疗之本，阳明湿热一除，诸症皆除。

当时给予的处方为四逆散合栀子豉汤加厚朴、杏仁、桔梗，四逆散针对阳明腑实轻证，栀子豉汤可除少阳、阳明烦证，厚朴、杏仁和桔梗可理气、止咳、化痰等。治疗时并非直接治疗"咳嗽"这个主症，而是根据患儿真正的病因，进行针对性治疗，因势利导，主症自然不攻自破。

以上是我对这个病案的思考情况，然而我想跟大家交流的不是这种专业性偏强的分析，而是我与患儿家长交流过程中的一些感触。

患儿家长进入诊室后一脸的质疑，也许我看起来比较年轻，由此产生了不信任，说话咄咄逼人。因为她带小孩来看病最想解决的就是咳嗽，在此之前也在多处治疗过，效果都不理想，所以家长的整个思维都在纠结咳嗽是否会引起支气管炎或肺炎。我当时很严肃地反问："你知道什么是炎症吗？不懂就不要乱说！"她不说话了。接着，我根据患儿的精神状态、脉象和舌象，追问饮食、睡眠及大便等基本情况，结果问题很大，这主要在于家长"病态"的养育思维。列举几点供大家参考下。

(1) 放任小孩对于零食和饮料的占有，极其娇惯，有求必应，还不以为意地认为，只要小孩不哭闹、高兴就行。

(2) 一开口就说牛奶补钙，牛奶不能少，没有牛奶孩子怎么长身体，而且觉得牛奶补钙力量不够，还准备添加钙片的。

(3) 小孩子不吃肉怎么行，即使孩子不想吃也要逼着他吃，想着法子也要让小孩吃下去，直到他把肉吃下去心里才觉得踏实。

(4) 晚上七八点以后小孩哭闹不睡觉，就会觉得是小孩没吃饱，什么牛奶、水果等都给他吃，而且还保证睡前一杯奶的"良好习惯"。

从 2008 年跟师学习到现在，对于以上几种行为我早已司空见惯了，在此，鄙人只就其中牛奶和牛奶补钙的问题说说我的看法。《食疗本草》记载：牛奶，寒，患热风人宜服之，患冷气人不宜服之。可知牛奶为寒性之物，人饮用之，需要消耗一些能量来消化和吸收。若人体本身能量不足，或者气机壅塞不通，就没有能力将牛奶加工成人自身的营养，没有被利用的就积攒在体内，鄙人称之为"垃圾"，不是人体所需的。牛奶性质极寒，多饮或饮用不当必然会引起人的某些疾病，如过敏性疾病（鼻炎、鼻窦炎、皮炎等）、慢性腹泻（慢性结肠炎、克罗恩病、结肠息肉等）等。

纵观人的生长过程，其中有两个时期是生长发育最快的，一是婴儿期（1 岁之内），二是青春期（男 13—20 岁，女 11—18 岁）。这两个时期适当的营养补充是必需的，此时牛奶是个不错的选择，因为人体能将其很好地消化和吸收，不会产生多余的"垃圾"。其他时期根本不需要牛奶，营养和能量完全可由五谷杂粮提供，若长期饮用牛奶反而损伤脾阳，导致自身机能的下降。

另外，关于牛奶补钙的问题，目前的形势是补钙唯牛奶独尊，这根本就是个骗局，是天大的谎言。铺天盖地的商业广告，如一杯牛奶强壮一个民族，是最具煽动力的，所以国人希冀着补钙而刻意喝牛奶，然而对于不适合补充牛奶的人们来说，喝牛奶甚至会带来生命危险。如果单纯从"补钙"这个角度来说，很多食物都可以做到，如豆类，卷心菜、包菜等蔬菜，还有麦片等谷物，有些甚至比牛奶的补钙作用更强。

其实说了这么多，我最想总结的还是"道"的问题。《黄帝内经》言："其知道者，法于阴阳，和于术数，食饮有节，起居有常，不妄作劳，故能形与神俱，而尽终其天年，度百岁而去。"到了现代社会，大部分人"以酒为浆，以妄为常，醉以入房，以欲竭其精，以耗散其真，不知持满，不时御神，务快其心，逆于生乐，起居无节，故半百而衰也"。此即道家所言"道法自然"，顺应天性，顺应天时，不加以人为的干扰或悖逆，就不会造出疾病来。说白了，中医的本质并不在于医术有多高明，而在于唤醒人自愈的本能，而现代社会否定人的本性，硬生生地把这种本能给压制了。

就如《黄帝内经》已经明确说明"五谷为养，五果为助，五畜为益，五菜为充，气味合而服之，以补精益气"，而现代人对于这种最根本的原则视而不见，或者本末倒置，甚者宁愿去摄取一些化学合成品（鄙人称之为"化肥"）以补充所谓的营养，可笑！可悲！

"道不远人"，也许有时你离"道"就差那么一小步，若能跨过则"面朝大海，春暖花开"，但是大部分人都见不到那片真正的大海，在这之前他们就已经被一片夹杂着无知、肤浅与偏见的海市蜃楼迷惑了，自己却以为已经掌握了所有。

"先知身体，才知世界"，也可以说，我们怎样对待自己的健康，也就是如何认识这个世界的，我们的人生格局便会呈现出什么样的深度与宽度。希望大家有时间可以静下心来试着估量下自身的情况。

（陈乡钱）

（三）骨伤疾病

1. 颈椎病

黄芪建中汤方剂源于《金匮要略》，由黄芪、桂枝、白芍、生姜等组成，重在温养脾胃，是治疗虚寒性胃痛的主方。用于气虚里寒，腹中拘急疼痛，喜温按，自汗，脉虚者。此外黄芪建中汤对表阳虚引起的身体疼痛疗效也很好。我科在临床实践中以黄芪建中汤加活血化瘀药拟"颈痛方"，用于治疗颈肩痛，取得了很好的疗效。现介绍如下。

(1) 组成及辨证加减

黄芪 30g，葛根 25g，丹参 25g，当归尾 25g，赤芍 12g，桃仁 12g，羌活 10g，桂枝 10g，红花 12g，片姜黄 12g，甘草 10g，独活 10g。每日 1 剂。

本方以活血化瘀为主，疏风活络为辅。伴上肢麻木无力者，加党参 20g，炒白术 12g；伴颈肩臂放射痛甚者，加延胡索、川楝子各 12g；伴疼痛游走不定，遇冷痛甚者，加细辛 3g，防风 10g；伴颈肩部软组织疼痛甚者，加全虫 8g，蜈蚣 1 条；伴头痛者，去桂枝、片姜黄、红花，加川芎、钩藤（后下）各 15g，蔓荆子 10g；伴眩晕呕吐者去羌活、桂枝、片姜黄、红花，加杞果、菊花（后下）、竹茹各 25g。

(2) 正骨手法

- 按摩风池穴：患者端坐，术者一手掌托住患者下颌部，另一手拇指、中指分别放在两侧风池穴处，由轻到重，由慢到快，按摩约 3 分钟。伴头痛头晕者可配合按摩角孙、百会、太阳、翳风等穴。

- 推拿斜方肌：患者端坐，术者将拇指、中指分别置于患侧肩部的前后方，将斜方肌拿起滑下，如此反复提拿3～4次，然后用手掌鱼际肌在患侧胸锁乳突肌及颈肩部斜方肌作理筋手法，摩推至皮肤潮红为止。

- 旋转复位法：患者端坐，术者站在患者后方，首先用单拇指触诊法摸清偏歪的颈椎棘突（要参照X线片），然后用拇指抵住偏歪的棘突，余四指扶持颈部，另一手掌托住下颌部，将颈部左右轻轻旋转2～3次，然后加大幅度并向上牵提，顺时针或逆时针方向旋转颈部，与此同时抵住扶持偏歪棘突之拇指用力顶推棘突，听到响声，即告复位。

- 顺法：患者端坐，头略偏向健侧，术者站在患者健侧后方，用手掌小鱼际肌从枕后向肩背部方向作连续推动，至皮肤潮红，最后取镇定手法约2分钟，手法结束。

(3) 临床验案

病案 孙某，女，46岁，居民。2017年11月7日就诊。

患者颈部酸痛不适2年余，伴右上肢放射性疼痛2个月，症状逐渐加重。有反复落枕史。初起右前臂内侧连及小指、无名指有麻木感，继而出现颈部和右上肢放射性窜痛，颈部活动受限，疼痛逐渐加剧，常因疼痛而彻夜不眠。经服中西药及针灸治疗无效，特来我院就诊。

视患者形体羸瘦。查体：颈椎第5、6棘突处明显压痛，棘突右侧有放射性压痛。触得第6颈椎棘突向左偏歪，颈部活动明显受限，肩肘关节功能障碍。臂丛神经牵拉试验和椎间孔挤压试验阳性。舌淡红，苔薄白，脉细弱无力。X线片显示：颈椎生理曲度反张，第5、6、7椎体后缘增生，第5、6椎间隙变窄，第6颈椎棘突向左偏歪较重。中医诊断为颈肩痛。

辨证：患者形体羸瘦，加之反复落枕，致使颈椎内外平衡失调。当筋骨受损后，气血循行失常，导致局部气滞血瘀，不通则痛而发病，是为本虚标实证。

治则：和血通络。施以旋转复位法矫正偏歪之棘突。

处方：黄芪 30g，葛根 25g，丹参 25g，当归 15g，炒白芍 15g，熟地黄 15g，延胡索 12g，羌活 10g，桂枝 10g，红花 12g，片姜黄 12g，甘草 10g，独活 10g。5 剂，水煎服，每日 2 次。

经施手法和服上方后诸症大减，右上肢放射性麻木痛已消失，颈部及右肩胛部稍感酸痛，触诊第 5 颈椎偏歪之棘突已矫正。法已奏效，再行按摩手法，继服上方 5 剂。颈部已活动自如，仅感右肩部酸痛，无不适。再拟上方去延胡索，加秦艽 12g，防风 10g。继服 5 剂善后。半年后随访未见复发。

正骨手法是中医治疗疾病的重要组成部分，尤其对各种软组织损伤，有独特的疗效。手法治疗颈肩痛是一种较为有效的治疗措施，能加宽椎间隙，使椎体顺归原位，解除神经压迫，还能缓解肌肉紧张与痉挛，使颈椎活动自如，还可改善局部及全身血液循环，促进组织间的新陈代谢，加快瘀血的消散，提高肌肉张力。故能活血通经，消肿止痛，促进损伤软组织迅速修复，正如《素问·调经论》说："神不足者，视其虚络，按而致之，刺而利之，无出其血，无泄其气，以通其经，神气乃平"。从而达到治疗疾病的目的。根据冯天有同志关于脊柱内外平衡的观点，并采用以旋转复位法为主的正骨手法治疗颈肩痛，可恢复软组织损伤部位的解剖学位置变化及椎间力的平衡关系，从而解除神经根、椎底动脉及脊髓受压症状，为颈肩痛的治疗起到了决定性的作用。

当运用手法矫正颈椎棘突偏歪这个主要矛盾后，软组织损伤便上升为主要矛盾，即由于椎体的滑脱，关节突间关节囊及滑膜关节的关节囊可发生肿胀；由于椎间孔变窄，神经鞘袖和神经根遭受长期刺激亦可产生肿胀；由于劳损或外伤刺激，使颈部肌肉过度牵拉，引起局部软组织的血供不良，或某种程度上的缺血，逐渐发展成为慢性无菌性炎症，致使肌肉本身和附着区的软组织粘连、挛缩和变性。因此，在颈椎的内外平衡恢复后的一段时间内仍可出现"不通则痛"的瘀血见证。

颈痛方首先抓住这一主要矛盾，投以丹参、当归尾、赤芍、桃仁、红花，以活血祛瘀，通经止痛。选用大量具有扩张血管，增加血液循流灌注量，促进体液循环，缓解肌肉痉挛作用的葛根与丹参，对颈项强硬和疼痛有明显的缓解作用。气为血帅，血随气行，故配伍补气的黄芪，以增加活血化瘀的效用。久痛入络，故加羌活、独活，以搜风胜湿止痛；桂枝温经通络，且能引诸药上行；片姜黄善理血中之气，为治肩臂疼痛之良药；甘草调和诸药，共奏活血化瘀，解痉祛风，通经止痛之效。在此基础上辨证加减，灵活运用，成为配合手法治疗颈肩痛的有效方剂。

《正体类要》言："肢体伤于外，则气血伤于内，营卫有所不贯，脏腑由之不和，岂可纯任手法，而不求脉理，审其虚实，以补泻哉。"临床实践证明：以正骨手法为主，配合颈痛方内服治疗颈肩痛，疗效既优于单纯的按摩疗法，又优于单纯的中药内服。在运用以旋转复位法为主的正骨手法调整颈椎间力的内外平衡关系后，配合药物内服以活血化瘀，健骨强筋，促进局部的血液循环，可使损伤的软组织尽快得以修复，手法治疗的效果得以巩固。

2. 右三踝骨折

病案 胡某，女，35岁，2018年6月6日上午10时就诊。

主诉骑电动车摔倒致右踝部肿痛、活动受限 1 小时。

检查：右踝关节肿胀畸形，外踝至内踝处有 1cm×3cm 大小表浅伤口，渗血。踝关节内、外、后侧压痛，可触及骨擦感，异常活动，末梢血供及趾动感觉可，余肢体检查未见明显异常。门诊拍摄 X 线片显示：右三踝骨折，移位明显。

分析：患者内、外、后踝均有骨折，内踝及外踝均向外侧方向移位，提示患者受伤的作用力应来自外旋、外翻，踝穴间隙不等宽提示合并关节半脱位。

处理措施：与患者沟通，先行复位处理，若复位后位置欠佳，再行手术治疗。碘伏消毒破损皮肤，无菌纱布覆盖。握足跟及前足对抗牵引后，手作用力集中于前足，强力内收内旋后背伸，足背伸外翻位石膏固定，X 线片复查后达解剖位置要求。复位时间仅几分钟。后继内服抗生素 3～5 天，预防感染，跌打损伤药物内服 1 周。及时调整石膏松紧度，预计 45 天后去除石膏，石膏去除后给予中药熏洗，加快踝关节恢复正常功能。

复位后总结：关节内骨折一般要求很高，要求解剖复位以避免创伤性关节炎的形成。采取复位治疗的较少，多以手术为主。此病例的成功解剖复位，是根据力学原理，把造成骨折的力再次以同等力量反方向作用回去。

半年前一位山西朋友，把自己小孩尺桡骨下段骨折的 X 线片发给我，让我给予治疗建议，我建议的是尽快手法复位，骨折对位能接受即可，可惜他带着小孩转了几家大的医院都没有医生愿意给予手法复位，最后采用克氏针内固定手术。术后 1 个月钉道感染，为了控制感染取出克氏针，骨折再次移位，感染控制后 3 个月骨折畸形愈合，又换了家省级大医院再次做了手术内固定，一家人为之心力交瘁。

3. 骨梗死和类风湿关节炎

病案 梁某，女，54 岁，2018 年 3 月 15 日初诊。主诉双膝关节肿痛不能行走 1 年余。曾在淮北、徐州等大医院诊断为：双侧胫骨上端、股骨远端骨梗死。对症治疗效果不佳，后又建议行双膝关节置换术。体检：双膝关节畸形，双膝内侧、外侧压痛，髌上滑囊肿胀，双膝关节伸直、屈曲均受限，股四头肌萎缩，小腿部腓肠肌紧张，局部肤温不高。MRI（2017 年 2 月 24 日）示：①右侧股骨下段及内外上髁、胫骨上段异常信号，考虑为骨梗死。②右侧髌骨骨髓水肿、内侧半月板后角变性、关节腔及髌上囊积液、周围软组织水肿。CT（2017 年 3 月 12 日）示：双侧股骨远端及胫骨上端缺血性改变，右侧髌上囊积液。

分析：患者发病前有右侧小腿外伤史，外伤后半个月，先是右侧膝关节肿痛，诊断为右侧股骨下段及胫骨上段骨梗死，对症治疗后肿痛好转。2 周后再次出现左侧膝部肿痛，不能活动，先后就诊多家大医院求治，不能缓解，尤以夜间疼痛较甚，最近一次就诊，建议行双膝关节置换术。参照 MRI 及 CT 结果，患者骨梗死基本确定，是否合并其他风湿类疾病不得而知。常规化验示：RF 80U/ml，ESR 156mm/h，呈异常增高，类风湿性关节炎存在？

无论是骨梗死还是类风湿，还是两者皆有，中医诊断早已经明确，那就是"痹证"！通过"十问歌"（一问寒热二问汗，三问头身四问便，五问饮食六胸腹，七聋八渴俱当辨，九问旧病十问因，再兼服药参机变，妇女尤必问经期，迟速闭崩皆可见，再添片语告儿科，天花麻疹全占验）详细了解患者全身状况。患者口苦，小便短赤，时有痛感，大便可，睡眠差，身重疲乏，胃纳不佳，双膝部有烘热感。舌苔黄稍腻，脉滑数。为湿热蕴结下焦。

治法：清热利湿除痹，引热自小便出。

处方：金银花 25g，连翘 15g，车前子 15g，牡丹皮 10g，木瓜 15g，土茯苓 30g，云苓 15g，薏苡仁 30g，黄芩 20g，蒲公英 25g，牛膝 20g，木香 10g，甘草 6g。7 剂。

双膝关节施以疏通分离手法及点按阳陵泉、承山等，外贴灵通膏，每周一换。嘱患者清淡饮食，多食芹菜、冬瓜等蔬菜，可吃猪肉、鸭肉，避免进食羊肉、狗肉及辛辣鱼腥等。

二诊：诉肿痛较前明显缓解，夜已能寐。随症调方加减，外治同前，2 个月后患者已能站立在房内慢步行走，方剂改为每 2 日 1 剂。

三诊：诉双膝部热感已无，小便短赤痛不存，现时有咳嗽，室内行走较多时小腿酸痛无力。体检：双膝关节畸形，右膝内后侧压痛，髌上滑囊肿胀不显，双膝关节伸直轻度受限，屈曲可，股四头肌稍萎缩，小腿部腓肠肌松软，局部肤温不高。上方加天麻 20g，鸡血藤 25g，白芍 15g，桔梗 10g。加用尪痹胶囊，每次 5 粒，每日 3 次。

治疗 3 个月后总结：患者因疾病缠身 1 年余，多方求医疗效不佳，对治病丧失希望，来诊前正在理疗室做热疗。听朋友介绍后抱一丝希望自淮北来求诊，就诊时不能站立，以夜间疼痛尤甚，难以入睡。中医诊断"痹证"明确，辨证治法导湿热之痹从小便出，1 周后疼痛明显缓解。患者服用各种止痛药不能解决的疼痛被 7 剂中药就解决了。这些说明了什么呢？可以从以下几个方面理解。

(1) 中医的辨证智慧：中医是在辨证逻辑思维下的一种智慧体现，正确的辨证决定患者的疗效预后，就如同正确的军事决策能决定一场战争的胜负。适当的规范化应不拘一格，以发挥中医药辨证思维的特长。

(2) 此患者是中医内调外治治疗痹证的典型病例，和西医的治疗用药完全不同，讲求随证加减，中病即止。该患者治疗已 3 个月，即将停止内服外用治疗，观察预后。我曾遇到一位类风湿性关节炎的患者，从发病到来找我就诊已有 5 年，表现症状一直都是一侧肘关节疼痛，5 种抗风湿中西药无间断口服了 5 年。我认为该患者"类风湿关节炎"的诊断不明确，在这种状况下，5 种药物连用 5 年是怎样的一种人生折磨呀！

（王 谦）

经方临证篇

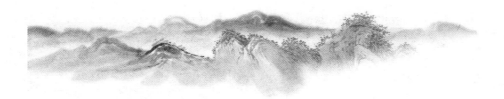

一、精神分裂症

病案 罗某，女，25岁。2016年12月20日初诊。

病史及诊断：抑郁症、精神分裂症，曾在重庆西南医院、四川大学华西医院治疗，服用文拉法辛、阿立哌唑、氟西汀等，不良反应较多，收效甚微。

刻诊：面青而忧郁，疲倦乏力，口干，想喝水，心烦意乱，失眠，尤其上半夜无法入睡，小便淡黄，大便稍干燥，舌红，舌苔边红、中黄，脉细弦。

六经辨证：少阳、阳明合病。

治则：和少阳，清阳明，开心利窍安神志。

处方：柴胡加龙骨牡蛎汤加味。醋北柴胡根24g，黄芩15g，生龙骨15g，生牡蛎15g，大黄5g，姜半夏10g，桂枝10g，茯苓12g，大枣15g，琥珀10g，生磁石50g，桃仁12g，制远志10g，石菖蒲15g，炙甘草10g。5剂，每日1剂，每日3次，水煎服。

嘱停一切西药，多与人接触交流，转移注意力，白天尽量不要睡觉。

12月29日二诊：乏力、口干、失眠、心烦躁动均好转，舌边红，苔薄黄，脉细弦。

处方：醋北柴胡根24g，黄芩9g，生龙骨15g，生牡蛎15g，大黄6g，姜半夏9g，桂枝9g，茯苓9g，大枣15g，琥珀9g，生磁石60g，桃仁9g，制远志6g，石菖蒲15g，炙甘草6g，佛手9g，郁金9g，首乌藤15g。5剂，每日1剂，每日3次，水煎服。

2017年1月5日三诊：口唇干、心烦躁动均好转，善太息，晚上能安睡，噩梦减少，胆怯亦减轻，气力增，舌红，苔薄白，脉缓滑。

处方：醋北柴胡根24g，黄芩9g，生龙骨15g，生牡蛎15g，大黄6g，姜半夏9g，桂枝9g，茯苓9g，大枣15g，琥珀9g，生磁石60g，桃仁9g，制远志9g，石菖蒲15g，炙甘草6g，佛手9g，郁金9g，首乌藤15g，炒酸枣仁15g，柏子仁20g。10剂，每日1剂，每日3次，水煎服。

1月18日四诊：少言寡语、口唇干、心烦躁动均好转。晚上能安睡，噩梦减少，胆怯亦减轻，气力增，小腹时胀，二便调，舌红无苔，脉沉细。治以柴桂温胆定志汤善后。

处方：北柴胡根24g，桂枝9g，黄芩9g，人参9g，生甘草6g，姜半夏9g，白芍9g，大枣10g，生姜9g，茯苓皮9g，石菖蒲9g，制远志6g，陈皮9g，麸炒枳实9g，竹茹9g，乌药9g，郁金9g，焦白术9g。8剂，每日1剂，每日3次，水煎服。

患者经过近1个月的治疗后，病情稳定，心情愉悦。已经随夫外出打工，常以电话或微信沟通，一切安好。更为欣喜的是，已经怀孕产子，母子均健。

按语："伤寒八九日，下之，胸满烦惊，小便不利，谵语，一身尽重，不可转侧者，柴胡加龙骨牡蛎汤主之"。(《伤寒论》第107条）

本方由小柴胡汤去甘草，加桂枝、茯苓、大黄、龙骨、牡蛎、铅丹而成，主治心胆热证，病机是少阳郁热，气火交郁，心神被扰。常见"胸满、烦惊、小便不利、谵语、一身尽重"等症状。方中柴胡清胆热，调气机；黄芩既清胆热，又清心热；茯苓宁心安神，兼益心气；琥珀、磁石代铅丹，以泻热解毒，镇惊，使心神内守；龙骨、牡蛎潜镇以安心神；桂枝通阳，以交通气机；半夏、生姜和胃降逆又升清，并和畅中气；人参补益心胆之气，使心主神明而内守；大枣益气调和诸药。

现代药理学研究表明，柴胡加龙骨牡蛎汤对中枢神经系统具有双向调节作用，并且能使大脑皮质 DOPAC、HVA 增加，纹状体 DA、DOPAC、HVA、5-HIAA 增加，丘脑下部 NE 减少；促进 DA 及 5-HT 代谢。另外，还具有增加下丘脑内乙酰胆碱含量，明显抑制应激负荷所致血清中肾上腺素皮质甾酮含量的上升，调节微量元素，解除痉挛等作用。现代临床应用广泛，用于治疗神经系统之癫痫、精神分裂症、神经症、梅尼埃病、神经性头痛、高血压病、冠心病、更年期综合征、突发性耳聋、子宫内膜异位症等。

精神分裂症属临床中比较难治的疾病，若能针对其病机合理选方用药，往往可以取得预期疗效。该病既可有少阳胆热，又有少阴心热，更可兼具胆气内郁与心神涣散不得内守，与柴胡加龙骨牡蛎汤证正好相对应，临证中以柴胡加龙骨牡蛎汤和少阳，畅三焦，清阳明，镇心胆，加远志、石菖蒲等涤痰开窍醒神，相互为用，共建其功。

（李　黎）

二、失眠

病案 陈某，男，66 岁，2018 年 8 月 26 日初诊。

主诉：失眠多梦，自汗。

刻诊：畏寒（早晨必须穿长袖衣服），出汗，以自汗为主，每进食热汤热饭，前胸、后背、头颈、额头定会出汗，持续有一年半之久，与气候、季节变换关系不大。头晕头胀，遇事易急易怒，心慌心悸，每遇过强过大之声响尤甚，自觉气短，动则发累。记忆力下降。小便无异常，大便每日 3～4 次，成形，但有便不尽之感，不能食辣椒类食物。胃口差，无食欲，偶有低血糖反应。入睡困难，每天晚上能睡两三个小时，多梦。怕冷，四末凉，小腹及阴囊冷，口渴喜热饮。舌紫暗，苔白腻，口淡，脉弦细。西医检查：彩超显示颈动脉有斑块，动态心电图示期前收缩，甲状腺功能减退，肝肾功能正常，血脂仅载脂蛋白高，其余诸项正常。曾做过射频消融术，目前心律齐，心率 65～75 次 / 分，血压 120～130/70～85mmHg。

六经辨证：太阳、少阴合病。

治则：温壮少阴，通阳降冲。

处方：桂枝去芍药加附子汤合桂甘龙牡汤加减。白附片 6g，桂枝 10g，生姜 10g，大枣 12g，炙甘草 10g，煅龙骨 30g，煅牡蛎 30g，制远志 6g，炙淫羊藿 9g，合欢花 15g，醋香附 6g，川芎 6g，麸炒苍术 12g。3 剂，水煎服。

8 月 31 日二诊：怕冷好转，汗出减少，大便次数减三为二，且成形。唯失眠依然，今心下二横指处胀满，转矢气伴肠鸣。口淡，舌暗红苔黄略厚，脉沉缓无力。六经辨证为太阴、太阳合病。处方以厚朴生姜半夏甘草人参汤合桂甘龙牡汤加味。

处方：厚朴 18g，干姜 3g，法半夏 12g，炙甘草 6g，人参 3g，桂枝 12g，煅龙骨 15g，煅牡蛎 15g，炒枣仁 12g，炙远志 6g，黄连 3g，竹茹 9g。3 剂，水煎服。

按语："火逆下之，因烧针而烦躁者，桂枝甘草龙骨牡蛎汤主之"。（《伤寒论》第 118 条）桂甘龙牡汤是仲景治疗心阳虚烦躁的代表方，临床可见心悸心烦，胸闷，身躁，汗出，乏力，失眠，舌淡苔薄，脉虚弱等。本案患者既有心阳虚弱，如心悸、气短、动则发累、汗出、乏力等，又有脾肾阳虚的症状，如形寒怕冷，四肢、小腹、阴囊发凉而冷。西医之甲状腺功能减退症，也对应中医的阳虚之证。故以桂枝甘草龙骨牡蛎汤补益心阳，潜镇安神，且与其他经方合用，功效非凡。

（李　黎）

三、头痛

病 案　李某，女，69 岁，10 月 26 日初诊。

刻诊：头痛，以顶部为甚，呕吐酸水痰涎，伴冷感，心下胀满但喜按，舌淡苔白滑，脉细弦。

六经辨证：太阴、厥阴合病。

治则：温散太阴、厥阴之寒，降浊阴之气。

处方：吴茱萸汤合小半夏加茯苓汤合左金丸合厚朴干姜芩连人参汤加减。吴茱萸 12g，人参 9g，大枣 15g，生姜 18g，法半夏 15g，茯苓 12g，干姜 9g，黄连 6g，厚朴 12g。3 剂，水煎服。

10 月 30 日二诊：服上药后症状几失，唯左侧上下肢疼痛麻木，伴冷感，活动不利。咽中咯痰，黏滞不爽。早上口干口苦，大便每日四五次，质稍溏，睡眠欠安，有汗，舌淡红，苔白根黄腻，脉左涩，右寸滑，关浮滑，尺沉，略数。处以柴胡桂枝干姜汤合半夏厚朴汤加味。

处方：北柴胡 24g，桂枝 9g，干姜 9g，黄芩 9g，天花粉 12g，煅牡蛎 15g，炙甘草 9g，法半夏 12g，厚朴 12g，茯苓 9g，紫苏梗 9g，生姜 9g，鸡血藤 30g，煅龙骨 15g，制远志 9g。3 剂，水煎服。

按语："少阴病，吐利，手足厥冷，烦躁欲死者，吴茱萸汤主之"。（《伤寒论》第 309 条）吴茱萸味辛苦而性热，归肝、脾、胃、肾经，既能温胃暖肝以祛寒，又善和胃降逆以止呕，一药而两擅其功，是为君药。重用生姜温胃散寒，降逆止呕，是为臣药。吴茱萸与生姜相配，温降之力甚强。人参甘温，益气健脾，为佐药。大枣甘平，合人参以益脾气，生姜以调脾胃，并能调和诸药，是佐使之药。四药配伍，温中与降逆并施，寓补益于温降之中，共奏温中补虚，降逆止呕之功。现代临床中本方广泛用于慢性胃炎、妊娠呕吐、神经性呕吐、神经性头痛、耳源性眩晕等属肝胃虚寒者。

本案患者"头痛，以顶部为甚，呕吐酸水痰涎，伴冷感"，与吴茱萸汤方证对应，故辨证准确，药中病所而病若失，合小半夏加茯苓汤以增强降逆化饮止呕，"观其脉证，知犯何逆，随证治之"是仲圣经方的精髓！

（李 黎）

四、尿血、肾功能不全

病案 李某，女，78岁，6月28日初诊。

刻诊：尿频，尿急，尿痛，小腹发热，尿血，肉眼血尿，镜下红细胞1万多。舌红苔薄，脉细数。

血常规：白细胞 9.78×10^9/L，红细胞 3.56×10^{12}/L，血红蛋白109g/L，中性粒细胞86%，淋巴细胞8.3%，血小板计数 67×10^9/L，红细胞比容35.1%，CRP12.7mg/L，电解质未见明显异常，血淀粉酶137.4U/L，血型为O型，Rh（+）。6月26日人民医院肾功能检查：UREA 8.89mmol/L，UA 240.53μmol/L。尿常规：葡萄糖++，胆红素+++，酮体++，尿蛋白++++，潜血+++。腹部B超显示双肾声像改变，膀胱未见异常。肾功能不全病史1年余。

六经辨证：阳明、少阴合病。

治则：育阴利水，清热通淋。

处方：猪苓汤加味。猪苓15g，泽泻30g，茯苓15g，滑石30g，阿胶10g，白茅根100g，仙鹤草50g，生地黄48g，防己15g，炒栀子10g，牡丹皮9g，地榆炭15g。2剂，每日1剂，水煎服。

6月30日二诊：尿血，尿色转淡，尿频尿急，小腹微发热，大便干燥，舌红苔薄，脉细略数。

处方：泽泻30g，茯苓20g，猪苓15g，滑石20g，阿胶15g，白茅根100g，仙鹤草50g，盐车前子15g，大黄3g。3剂，每日1剂，水煎服。

7月5日三诊：尿色转清，小腹微发热，大便调，失眠，舌红苔薄，脉细。尿常规示镜下红细胞6/HP，蛋白质++，随机血糖7.9mmol/L。

处方：生地黄48g，山药24g，山茱萸12g，牡丹皮9g，茯苓9g，泽泻9g, 猪苓9g, 滑石12g, 阿胶9g, 仙鹤草50g, 白茅根100g, 炒酸枣仁24g, 合欢花9g, 生龙骨15g, 生牡蛎15g。3剂, 每日1剂, 水煎服。

　　按语: "若脉浮, 发热, 渴欲饮水, 小便不利者, 猪苓汤主之"。(《伤寒论》第223条) 结合仲景论述及猪苓汤的方药组成, 可知猪苓汤用治阴虚水热互结下焦之证。方中阿胶甘咸, 养血而滋阴, 育阴而润燥; 猪苓、泽泻利水泻热, 使水热从小便而去; 茯苓健脾益气, 利水渗湿, 使水有所制而不得泛滥; 滑石甘寒, 利水而清热。诸药合用, 共奏育阴清热利水之功。现代临床中常用于治疗泌尿系统感染、肝硬化、流行性出血热伴少尿、慢性肾小球肾炎、肾病综合征、慢性肾盂肾炎、肾衰竭、肾积水、心源性水肿、慢性胃炎、慢性腹泻、继发性干燥综合征等疾病属猪苓汤证者。

　　本案是以猪苓汤育阴清热利水, 加仙鹤草、生地黄益气养阴, 白茅根清热利尿, 牡丹皮、栀子、地榆清热凉血止血, 加防己寓"防己地黄汤"之意, 有相须之妙, 协同作战而收全功!

(李　黎)

五、过敏性鼻炎

病案　患者, 女, 62岁, 2019年3月19日来诊。诉每年春天都会鼻塞, 流清涕, 多方求治无效。

　　刻诊: 咽干, 涕中带血, 胃胀, 清咳无痰, 舌淡红, 苔薄腻, 脉浮滑。

　　诊断: 外寒例热证。

　　处方: 麻黄8g, 升麻15g, 当归15g, 知母12g, 黄芩10g, 玉竹

12g，白芍 20g，天冬 15g，桂枝 10g，茯苓 15g，甘草 6g，石膏 30g，白术 15g，干姜 6g，细辛 6g，五味子 15g，杏仁 12g，厚朴 15g，荆芥 15g，防风 15g，辛夷 10g。3 剂，水煎服，日三服。

后因它病来诊时告知，药后鼻炎已愈，喜形于色，很是高兴。

按语： 本案为寒闭热郁，上热下寒，阴阳错综证。《伤寒论》第 357 条言，"伤寒六七日，大下后，寸脉沉而迟。手足厥逆，下部脉不至，喉咽不利，唾脓血，泄利不止者，为难治，麻黄升麻汤主之。"也有人认为本方非仲景方，委实未识得仲圣立方立法之妙也。

（曹本贵）

六、胃病

病案 患者，女，52 岁，2019 年 3 月 3 日来诊。诉胃痛胃胀，口中泛酸水，胸胁痛，颈肩腰痛，全身酸痛，手足心汗出，上腹部压痛，不时有嗳气，有乳腺增生病史，舌红，苔薄白腻，脉弦数。

诊断：少阳、阳明合病。

处方：柴胡 24g，黄芩 15g，清半夏 15g，白芍 20g，枳壳 20g，生大黄 6g，干姜 6g，大枣 20g，桔梗 15g，牛膝 20g，威灵仙 30g，杜仲 20g，豨莶草 15g。5 剂，水煎服，日三服。

3 月 9 日二诊：胃痛胃胀、口中泛酸水较前好转，仍有胸胁痛、全身酸痛，吃火锅后出现口腔溃疡、口干咽痛，舌红苔薄，脉弦数。

处方：柴胡 24g，黄芩 15g，清半夏 15g，党参 20g，甘草 6g，干姜 6g，大枣 20g，黄连 6g，瓜蒌 30g，射干 15g，生地黄 15g。5 剂，服后诸症好转。

按语：小陷胸汤是为结胸病而立；小柴胡汤为少阳主方；日本古方派先驱永田德本认为柴陷汤为结胸痞气初起有表证及水结、痰结、热结，小结胸证之热象较重而痰湿不著者而设；大柴胡汤是为少阳、阳明合病证而立。

（曹本贵）

七、生殖细胞瘤

〔病案〕患者，22岁，9年前因生殖细胞瘤在北京某医院行放疗后身体一直不太好，处于亚健康状态，9年来到处求医问药，效果也是不尽如人意。

刻诊：形体消瘦，肤黄，喜冷饮，饮不解渴，大便干结，每2～3日1次，便黏，粘马桶，小便清长，次数多，坐立不安，不能独立生活，腹肌紧，无压痛，舌红少苔，脉沉弱。

诊断：少阳、少阴合病。

处方：柴胡24g，桂枝10g，干姜6g，天花粉12g，黄芩9g，牡蛎15g，甘草6g，大黄6g，黄连6g，附子10g，瓜蒌30g，瞿麦20g，山药20g，茯苓15g。5剂，水煎服，日三服。

3月9日二诊：大便每日1次，小便清长，口水多，上嘴唇有出血，纳差。

处方：柴胡24g，桂枝10g，干姜6g，天花粉12g，黄芩9g，牡蛎15g，甘草6g，大黄6g，黄连6g，附子10g，瓜蒌30g，瞿麦20g，山药20g，茯苓15g，生地黄15g，木香10g，砂仁8g，益智仁15g。5剂。

3月23日因故未来面诊，微信中诉：口齿不清，走路歪斜，注意力不集中，不能长时间集中精神干一样事。

处方：柴胡 24g，龙骨 30g，黄芩 15g，干姜 6g，磁石 30g，党参 20g，桂枝 10g，茯苓 12g，清半夏 15g，大黄 6g，牡蛎 30g，大枣 20g，灵芝 20g。5 剂。

按语：瓜蒌瞿麦丸主治肾不化气，水气内停，小便不利，其人苦渴。三黄四逆汤用于实热病加上虚寒体，寒热药物入腹，各行其所，各奏其效，相得益彰。该患者寒热错杂病在厥阴，"伤寒五六日，已发汗而复下之，胸胁满微结，小便不利，渴而不呕，但头汗出，往来寒热，心烦者，此为未解也，柴胡桂枝干姜汤主之"。三诊时诸症较前好转，出现了柴胡加龙骨牡蛎汤证，方随证变，加灵芝以安神定志。

（曹本贵）

八、小儿咳喘

病案 患儿，男，2 岁，2019 年 4 月 27 日因咳嗽、喘气来诊，其母代诉孩子感冒后在医院行输液治疗，咳嗽较前减轻，现出现憋喘现象。

刻诊：喘息样呼吸，孩子面色偏白，腹软，无压痛，无鼓音，舌淡红，有草莓样斑点，少苔，指纹紫滞。

诊断：外寒里热，伴水饮证。

处方：厚朴 10g，麻黄 4g，石膏 30g，五味子 15g，杏仁 15g，清半夏 10g，干姜 4g，细辛 3g，麦芽 15g，葶苈子 6g，大枣 20g。1 剂，水煎服，每 2 日 1 剂，每次 30ml，每日 3 次。药后好转。

按语："咳而脉浮者，厚朴麻黄汤主之"，本方适用于外有表证，内有水饮的咳喘，胸中发满，胃胀，不思饮食。葶苈大枣泻肺汤用于支饮不得息，喘不得卧，咳逆上气，喘鸣迫塞。

（曹本贵）

九、风痰咳嗽

干咳，指咳嗽无痰或痰极少，不易排出的病证。病因多种多样，不同部位，如鼻、气管、肺、胃、食管等的病变均可引起干咳，此外感染、炎症、过敏、反流等亦可引起咳嗽。病程在3周以内的咳嗽，称为急性咳嗽，最常见的病因是普通感冒，其他常见病因包括急性支气管炎、急性鼻窦炎、过敏性鼻炎、慢性支气管炎急性发作、支气管哮喘。病程持续3～8周的咳嗽，称为亚急性咳嗽。

过敏性咳嗽，主要表现为长期顽固性咳嗽，多在3周以上，常常在吸入刺激性气味，室内空气污染，冷空气刺激，接触变应原，如花粉、室内尘土、尘螨、霉菌、病毒、动物皮毛、蟑螂、羽毛、食物等，运动或上呼吸道感染后诱发，部分患者没有任何诱因。部分患者发作有一定的季节性，以春秋季为多。常伴夜间或清晨发作性咳嗽，痰少，运动后加重，临床无感染表现，或经较长时间抗生素治疗无效，用支气管扩张剂治疗可缓解，往往有个人或家族过敏史，易发人群为儿童及其他过敏体质者。本病可严重影响睡眠、工作和学习，因此应及早诊断并积极进行治疗。

中医学认为本病主要与"风""痰"有关，急性期采用祛风化痰的中药来疏风、清肺、化痰止咳，缓解期则用补肺健脾的方法以祛"宿根"，常能取得不错的效果。

风痰咳嗽一是因风生痰，二是风因痰起。《症因脉治》指出："风痰之因，外感风邪，袭人肌表，束其内部之火，不得发泄，外邪传里，内外熏蒸，则风痰之症作矣。"《寿世保元》有述："痰者，病名也，生于脾胃。然脾胃气盛，饮食易克，何痰之有。或食后因之气恼劳碌，惊恐风邪，致饮食之精华不能传化，而成痰饮矣。"

《读医随笔》亦云："痰则无论为燥痰，为湿痰，皆由于脾气之不足，不能健运而成者也。"脾胃虚弱，脾失健运，使肝气横逆动风而生痰。《景岳全书·咳嗽》云："外感之邪多有余，若实中有虚，则宜兼补以散之；内伤之病多不足，若虚中夹实，亦当兼清以润之。"《红炉点雪·痰火咳嗽》言："外邪致咳，为风则始必鼻声重，自汗恶风，法当解之。为寒则始必恶寒无汗，声清气壮，法当散之。若表证重者，或头痛发热，又当汗之。……若内伤之咳，痰火则甚于清晨，法当清痰降火。火浮于肺，为咳甚于黄昏，治在清金。土郁食积，为咳则甚于长夜，治在消导理脾。"治疗风痰咳嗽时应选用恰当的疏风化痰之法。外风生痰，多外感风邪，兼有表证，当以疏风化痰为治则，常用宣散风邪药与化痰药配伍。内风生痰多为肝风内动，夹痰上扰或脾胃虚弱，痰湿风盛。当以息风化痰为治则，常用平肝息风药或健脾祛湿药与化痰药配伍。

朱丹溪在《丹溪心法·痰病》中有述："凡风痰病，必用风痰药。"风痰药是指一类兼有疏风解表作用的化痰药，如前胡、杏仁、南星、桔梗、蝉蜕等，适用于外感咳嗽初起之风痰证。

风痰咳嗽，症见咳嗽咽痒，咳痰不爽，或微有恶风发热，舌苔薄白，首选《医学心悟》止嗽散（桔梗、荆芥、紫菀、百部、白前、甘草、陈皮）加减。本方轻清宣透，具有止咳化痰，疏风宣肺的功效，为治咳嗽之通剂，随证加减，可用治多种咳嗽，但以表邪已解、风邪羁肺之咳嗽为最宜。

风寒者，其痰色白清稀带泡沫，治宜疏风散寒，配以辛热药，如麻黄、细辛等，方选杏苏散、小青龙汤、三拗汤、参苏饮等。《温病条辨》杏苏散（紫苏叶、半夏、茯苓、前胡、苦桔梗、枳壳、甘草、生姜、大枣、橘皮、杏仁）轻宣凉燥，理肺化痰，适用于风寒咳嗽，症见恶寒无汗，咳嗽痰稀，咽干，脉弦者，亦可用于外感凉燥证。现代常运用于风寒较轻，痰湿内阻者。《伤寒论》小青龙汤（麻黄、芍药、干姜、五味子、甘草、桂枝、半夏、细辛）解表散寒，温肺蠲饮，适用于风寒客表，水饮内停证，症见恶寒发热，无汗，喘咳，痰多而稀，或痰饮咳喘，不得平卧，或身体疼痛，面及四肢浮肿，舌苔白滑，脉浮滑或紧。三拗汤适用于外感风邪，症见鼻塞身重，语音不出，或伤风伤冷，头痛目眩，四肢拘紧，咳嗽痰多，胸满气短。参苏饮适用于外感风邪，内有痰饮，症见恶寒发热，头痛鼻塞，咳嗽痰多，胸膈满闷，苔白，脉浮者，尤宜于老幼体弱之人外感风寒，内有痰湿之证。

内风生痰，痰浊流窜经络，宜祛风豁痰，通络止痉，方选牵正散等。风痰内壅诸证可选荆防柴陷汤、辰砂化痰丸；表邪未解，兼有喘证者，可用桂枝加厚朴杏子汤等。汗出而喘，无大热者，可与麻杏石甘汤。太阳病，桂枝证，医反下之，利遂不止，脉促者，表未解也，喘而汗出者，与葛根黄芩黄连汤。《杨氏家藏方》牵正散（白附子、白僵蚕、全蝎）适用于风痰阻络，症见猝然口眼㖞斜，舌淡苔白者，现代亦用于百日咳等证属风痰阻络者。喘家，作桂枝汤，加厚朴、杏子佳。平素有喘，再得外感，为桂枝汤证，加厚朴、杏仁有消胀定喘的作用。不怕冷，也不怕热，风吹得很难受，有一点流汗，有咳嗽，乃桂枝加厚朴杏子汤证。辰砂化痰丸（枯矾、朱砂、天南星、半夏、生姜）适用于风痰内壅，闭阻清窍，发为癫痫，症见风壅痰嗽，癫痫，头目不清，咽膈不利，烦闷者。

注意事项

1.疏风化痰方药宜质轻量小，不可久煎，以免失其宣透疏散之功效。临床选择方药时，应充分考虑病、证、症的特点及其之间的相互关系，做到因病选药、因证配伍、因症用药，采取适当的煎煮方法，方能收到良好的疗效。

2.注意休息与保暖，患者应减少活动，增加休息时间，卧床时头胸部可稍抬高，使呼吸通畅。保持室内空气新鲜，温湿度适宜，避免对流风。要避免情绪过度激动。

3.过敏性咳嗽饮食忌寒凉，忌辛辣刺激及鱼腥食品；慎服肥腻甜甘之味，如肥肉、甜饮料、甜食等；避免食用会引起过敏症状的食物；慎服虾蟹等海鲜，如有过敏性鼻炎或是过敏体质的患者应忌服。

（曹本贵）

十、新生儿黄疸

新生儿黄疸是新生儿常见的疾病之一，因血中胆红素浓度升高所致。大约60%正常足月儿和80%早产儿出现黄疸，临床上分为生理性黄疸和病理性黄疸。后者病因复杂，若不及时治疗，胆红素可沉积于大脑，形成胆红素脑病，后果严重。

患儿，男，1月龄，皮肤黄染，精神萎靡，曾在遵义医学院第二附属医院遵义市第一人民医院住院治疗13天。诊断：新生儿窒息；新生儿胎粪吸入综合征；新生儿肺炎；小于胎龄儿；缺氧缺血性脑病/颅内出血；缺氧缺血性心肌损害；新生儿败血症？

2018 年 6 月 25 日总胆红素 182.2μmol/L，直接胆红素 26.9μmol/L。
7 月 31 日，总胆红素上升到 748.6μmo/L，直接胆红素 335.5μmol/L。严
重危及生命时，直奔重庆市儿童总院，经超声波检测：胆道闭锁，脾
脏肿大，腹腔积液，住院观察，3 个月后再考虑手术。患儿家属无力缴
费，遂返回遵义求助中医治疗。接诊时西医诊断：肝病综合征；中医
诊断：肝胆湿热，五脏俱衰。

治疗原则：清肝利胆，芳香化湿。

8 月 3 日一诊：小儿胎粪吸入，损伤脏脐，脉滑，唇紫绀，乏力，
黄疸，严重缺血缺氧，颅内出血，乃湿浊内壅，气机逆乱，极其险恶，
生死关头。

处方：枳实 4g，厚朴 4g，柴胡 5g，栀子 4g，茵陈 12g，金钱草
6g，威灵仙 4g，六一散 6g，藿香 5g，佩兰 4g，黄芩 6g，白术 6g，五
味 4g，西洋参 2g，生姜 2g。

茵陈味苦，微寒，利湿退黄为君；金钱草、威灵仙，清肝利胆，
助藿香、佩兰之芳香化浊；枳实味苦、辛，微寒，辛散破气，消食化
痰，通利腑气；厚朴，苦辛泄降，消胀；柴胡降火，疏肝解郁；藿香、
佩兰芳香化浊；茯苓、白术降湿利水；五味子味酸；栀子、西洋参生
津止渴；生姜温胃止呕，反佐而用。诸药协同或许有一线希望。

8 月 8 日二诊：患儿精神状态好转，不再萎靡，眼睛略有神光，能
自行开合。

处方：枳实 4g，厚朴 4g，柴胡 5g，栀子 4g，茵陈 12g，金钱草
6g，威灵仙 4g，六一散 6g，藿香 5g，佩兰 4g，黄芩 6g，白术 6g，五
味子 4g，西洋参 2g，生大黄 2g。7 剂，每日 1 剂。

8 月 16 日三诊：患儿黄疸逐渐消退，面有表情，可以笑了，唇微
绀，精神尚好，食可。总胆红素 157.8μmol/L，直接胆红素 74μmol/L，

效不更方，继续茵陈蒿汤加减。

处方：十大功劳叶 8g，金钱草 8g，威灵仙 6g，茵陈 15g，栀子 5g，柴胡 5g，桃仁 5g，红花 3g，藿香 8g，佩兰 6g，赤芍 8g，茯苓 10g，六一散 7g，炒麦芽 8g，猪苓 8g，泽泻 8g，生姜 5g，制首乌 9g，白芍 6g，女贞子 6g，乌贼骨 9g，浙贝母 9g，金樱子 10g。10 剂，每日 1 剂，水煎服。

医嘱：特别注意外感。

10 月 1 日七诊：患儿百天，精神与正常小儿无异，继续前方。

处方：茵陈 15g，十大功劳叶 4g，枳壳 4g，滑石 4g，甘草 1g，首乌 5g，茯苓 5g，西洋参 3g，藿香 5g，佩兰 3g，白术 4g，砂仁 2g，五味子 2g，田基黄 4g，鸡矢藤 3g，生麦芽 6g。

方解：鸡矢藤，消食健胃，护肝，见肝之病当先实脾，四君子汤健脾。

10 月 17 日八诊：患儿精神、眼睛与正常人无异，唇紫绀属正常，总胆红素 83.2μmol/L，直接胆红素 46.4μmol/L。

治疗原则：护肝利胆。

处方：泽泻 4g，青果 3g，当归 3g，陈皮 3g，五味子 4g，猪苓 4g，枸杞 4g，木瓜 3g，党参 3g，大枣 3g，苍术 3g，茵陈 10g，藿香 6g，佩兰 4g，鸡矢藤 8g，栀子 3g，柴胡 4g，炒麦芽 6g，建曲 3g，鸡内金 8g，西洋参 5g。

方解：青果化痰，消积，生津，利咽。

11 月 2 日九诊：总胆红素 43.9μmol/L，直接胆红素 18.6μmol/L，距离正常范围的总胆红素 21μmol/L，仅有一步之遥，余纳可，脸上皮肤透红，大、小便正常，1 天前流鼻涕，风寒实证，宜麻黄汤合茵陈蒿汤加减。

处方：麻黄 4g，桂枝 5g，杏仁 3g，甘草 3g，柴胡 5g，茵陈 15g，藿香 6g，佩兰 4g，五味子 4g，田基黄 5g，虎杖 4g，鸡矢藤 10g，茯苓 6g，栀子 3g，炒麦芽 10g，建曲 4g，鸡内金 10g，西洋参 3g，生姜 5g，葱白 3g。3 剂，每日 1 剂，水煎服。

方解：方中麻、桂、杏、草、生姜、葱白发汗解表；茵陈、五味子、田基黄、虎杖、栀子、茯苓清热利湿，醒脾；炒麦芽、建曲、鸡内金健脾开胃；西洋参补气养阴，生津止渴而扶正。

11 月 13 日十诊：总胆红素 31.9μmol/L，感冒已除。饮食、大小便正常，宜巩固疗效，护肝汤加减。

处方：泽泻 4g，青果 4g，当归 3g，陈皮 3g，五味子 4g，猪苓 4g，枸杞 4g，木瓜 3g，党参 3g，大枣 3g，苍术 3g，茵陈 10g，藿香 6g，佩兰 4g，鸡矢藤 10g，栀子 3g，柴胡 6g，炒麦芽 6g，建曲 3g，鸡内金 8g，西洋参 4g。15 剂，每日 1 剂，水煎服。

方解：泽泻、青果、当归、陈皮、五味子、猪苓、枸杞、木瓜、大枣、苍术除湿利水，化痰，护肝；茵陈、藿香、佩兰、鸡矢藤芳香化浊，利湿退黄，健脾和胃；栀子、柴胡助茵陈清热利湿而合表里；麦芽、建曲、鸡内金有焦三仙之意，助鸡矢藤健胃消食；西洋参补气扶正，生津止渴。

11 月 28 日十一诊：总胆红素 19μmol/L，恢复至正常值。为确保病情不反弹，再服 10 剂茵陈蒿汤合焦三仙汤巩固疗效。

处方：茵陈 8g，枳壳 5g，厚朴 5g，鸡矢藤 15g，炒麦芽 8g，炒山楂 6g，建曲 4g，鸡内金 8g，藿香 6g，佩兰 4g，五味子 4g，西洋参 4g。10 剂，每日 1 剂，水煎服。

方解：茵陈蒿汤加减利湿退黄，维持胆红素正常稳定，肝病治脾，鸡矢藤与焦三仙配伍开胃健脾消食，再加西洋参与焦三仙合用补气生血，增强免疫力，以防肝病复发。阴邪期，秉赋来自湿热之邪，蕴邪不解，影响胆汁通降。湿热交蒸，则外溢发黄（阳黄）。患儿后天元气不足，脾气虚弱，则脾不化湿。湿郁为黏腻之邪。郁而发黄（阳黄），该患者吸胎粪导致胆道闭锁，大脑缺血缺氧，肝病综合征，经中医仔细辨证治疗，效果良好。

中医学对黄疸的认识，多从"湿"字立论，利尿祛湿，护肝利胆为重要治则。十大功劳叶解肝毒；茵陈蒿汤清肝胆退黄疸；鸡矢藤消食健脾胃，藿香、佩兰芳香化浊，而不留后遗症。诸药共同奏效。笔者灵活辨证应用，运用得心应手，中医药博大精深，是攻克疑难杂症的金钥匙，如果运用得好，就能够四两拨千斤，造福患者，为患者节约大量的经济费用。故中医在新的历史背景下定会绽放更加绚丽的光彩。

（张堂江）

十一、脑膜炎

病案 赵某，女，26岁，住某三甲医院神经内科二病区。2013年10月20日，第一次住院，出院时间2013年11月11日，住院时间22天。入院诊断：病毒性脑膜炎；中度贫血（营养不良）。

入院时病情：头痛伴发热2天，右侧肢体无力半天。查体：36.7℃，心率78次/分，呼吸20次/分，血压121/69mmHg。神志清楚，反应迟钝，查体基本配合，言语不能，定向力、计算力及记忆力查体不能配合，颈强3指，布鲁辛斯基征及克尼格征阴性，眼球活动查体不配合，双瞳正圆等大，直径约3mm，光敏。右侧鼻唇沟稍浅，伸舌不能，左侧肢体肌力5级，右上肢肌力1级，右下肢肌力2级，查体不配合，右侧布鲁辛斯基征阳性。血常规示白细胞 7.36×10^9/L，红细胞 3.5×10^{12}/L，血红蛋白 91g/L，血小板 196×10^9/L；头颅 CT 示颅脑未见异常；心电图无异常。

治疗经过略，结果头颅磁共振提示左侧大脑大面积脑梗死，符合左脑中动脉闭塞所致脑梗死。颈动脉 CTA 提示左颈内动脉闭塞或缺如，左大脑中动脉细小，左大脑后动脉代偿性增粗。头颅 CT 提示左侧基底区及左侧额颞顶叶脑梗死。脑电图提示重度异常脑电图。结合患者病史及头颅磁共振结果，追加诊断：炎性脑梗死。治疗上予抗病毒、健脑、对症止痛、脱水、降颅压、清除自由基、补铁、营养支持疗法。

出院情况：右下肢无力较前好转，右上肢无活动 0 级，基本不能言语，偶可断续说简单的字，余未诉不适，运动性失语，反应尚可，右侧鼻唇沟稍浅，伸舌不能，右上肢肌力 0 级，右下肢肌力 4 级，感觉无法查清，右侧巴宾斯基征阳性。

出院诊断：病毒性脑膜炎；中度贫血；炎性脑梗死；左颈内动脉闭塞。

西医治疗无果，经亲戚介绍来我处要求中医治疗。

中医辨证：苔白厚腻，脉沉细，右下肢 2 级，上肢 0 级，占据证属心肾阳虚，浊阴窃据胸中阳位，命门火衰，不能温助脾肾，经络失于濡养，三阴伏邪，冰结大脑血脉，经络阻塞，导致半身不遂，不能言语，不能活动。理当开冰解冻，回阳救逆。拟补阳还五汤补气活血逐瘀，加麻黄、附子、细辛祛寒，以温通经络，生半夏、生南星、白芥子化湿痰、风痰、热痰。

处方：制附片（先煮 2 小时）30g，制川乌（先煮 2 小时）30g，干姜 30g，炙甘草 60g，防风 30g，黑豆 30g，麻黄 10g，桂枝 30g，细辛 20g，黄芪 120g，当归 30g，川芎 30g，赤芍 45g，桃仁 10g，红花

20g，地龙 15g，生半夏 10g，生南星 5g，白芥子 5g，僵蚕 10g，防己 30g。3 剂，水煎服。

二诊：苔薄白，舌微暗紫，手能在帮扶的情况下抬举，效不更方，前方加减继服 21 剂。

三诊：右下肢肌力 4 级 +，不用拐扙能行走，手能抬至胸前，改服中风培元固本丸 3 个月，手能伸直，可上下举动，一般家务能自理。

中医中药博大精深，治疑难重病得心应手，我们有责任让它发扬光大，惠及百姓。

（张堂江）

十二、腰椎间盘突出症

病案 曾某，男，45 岁，长沙务工人员，2019 年 3 月 19 日初诊。

主诉：腰痛及左下肢疼痛 5 年多，加重 1 个月余。诉 5 年前开始腰痛渐致左下肢疼痛麻木，多方治疗不佳。在老家当地医院用胶原酶治疗 1 次后，3 年多未疼痛，近 1 年多来，受凉或劳累后偶有发作，休息或治疗后能坚持工作，近期加重后经人介绍来我处诊治。

刻诊：精神一般，体胖较疲倦，行动走路时轻度腰侧偏，左下肢跛行，面色淡白，浮肿感，腰痛，臀部及左下肢疼痛麻木，有冷痛感，热敷后减轻，不能久立、远行，无口干口苦，微畏寒，汗少，无头晕，有乏力，饮食一般，小便可，大便一般。脉沉弦尺部明显，舌淡白、胖大，有明显齿痕，舌苔白、水滑。

诊断：腰椎间盘突出症。

六纲辨证：太阳、少阴、太阴合并，属厥阴证（寒多热少）。

表里同病，以里为主，证属虚证、寒证，气滞、血瘀、水饮互结，中焦虚寒不治，下阳虚寒凝水饮上泛，经脉阻滞。

治则：温阳利水，行滞除饮。

处方：真武汤合肾着汤加杜仲、细辛、怀牛膝、桂枝。黑附片30g，白芍45g，白术30g，茯苓60g，生姜45g，干姜60g，杜仲30g，细辛30g，怀牛膝60g，桂枝20g，炙甘草30g。10剂。

水煎服，每日1剂。久煎，每剂煎（不加盖）1次，分3次于饭后服。忌冰冷物、凉性水果，清淡饮食，避风寒，保暖。嘱咐：服药期间大便稀或溏，轻度腹泻是正常现象，是排病反应中的排寒湿现象。

腰椎手法复位治疗1次。

2019年4月2日二诊：精神可，自诉服药后第三天疼痛开始好转，五六天时腹泻很明显，疼痛明显减轻。现能直立，腰腿基本不痛了，仍感乏力、腰酸。脉沉无力，尺重按微弦。舌仍有齿痕，较前浅，苔白滑。以上方三分之二的剂量，继服15剂。以调理善后，随访已愈，患者满意。

（郭寿泉）

十三、脑白质变性

病案　贺某，女，67岁，湘潭县人，农民。2019年3月17日初诊。

主诉：右侧上下肢抖动半年余，加重半月。半年多前右上肢开始抖动，未影响生活没治疗。继下肢也开始抖动，影响生活，在当地治疗无效。加重后去县人民医院住院治疗，经磁共振检查诊断为脑萎缩，脑白质变性。经多种方法治疗，未见明显好转，住院半个月后出院，经人介绍来我处诊治。

刻诊：右侧上肢及下肢不自主抖动，幅度较大，上肢呈左右旋转状，下肢呈抬膝样向上抖动，紧张或取物时明显加重。自己不能控制，不能喝水吃饭，改用左手代替，神清，语言清楚，行动稍不便，无流口水，无口干，不喜饮水。小便可，大便1～2日1次，微结感。无恶寒，偶头晕、乏力。双下肢稍凹陷性水肿，颈部稍有僵硬感，但活动自如。舌淡红、胖大，有明显齿痕，水滑无苔。双寸浮弦滑，关弦，尺沉细。

诊断：脑萎缩；脑白质变性。

六纲辨证：太阳、少阴、太阴合病。

表里同病，以里为主，证属虚证、寒证，中焦虚寒不治下，下焦水饮上逆于上。三焦滞饮，筋脉无所养而痉挛。

治则：温阳化饮，除滞散寒，温通经络。

处方：真武汤合千金小续命汤加减。黑附子30g，赤芍30g，生姜30g，白术20g，茯苓30g，桂枝20g，麻黄20g，川芎20g，防己20g，防风30g，黄芩20g，党参20g，水牛角（先煎）30g，巴戟天30g，天麻30g，五味子25g，炙甘草20g。10剂，每日1剂，水煎服。每剂煎2～2.5小时，适当多放水，分3次于饭后服。忌生冷饮食、凉性水果，宜清淡营养食物，适当锻炼，以微汗出为度。

2019年3月29日二诊：患者诉效果很好，自动抬手给观察，无旋转动作，有轻微抖动，基本可以控制。下肢也减轻了，服药期间大便溏泻，后期减少。笑对曰是排病反应，没问题。现无头晕乏力感，观舌胖大，齿痕减轻，水滑感，仍无苔。脉双寸微沉弦，尺沉弦细。继服原处方 15 剂，每服 5 剂休息 3 天。服完后继服附桂地黄丸 2 个月善后。电话回防 2 次，已痊愈，表示感谢。

点评：经方治病的关键是正确使用张仲景《伤寒论》中倡导的三阴三阳六纲（不提六经易误导）辨证方法，包括表、里、半表半里、虚实、寒热、寒热夹杂、虚实夹杂等辨证思维方式。与现代学院的脏腑辨证无关，与《内经》亦无很多关联。准确辨别病位、病性、病态和病机，确定高度对应的方证和选方，根据兼证、药证特点适当加减处方，剂量依患者体质特点而定。共奏一张尽量完美的处方，以增疗效。

真武汤是《伤寒论》中的一张名方，属玄武类首选方之一。由附子（炮）一枚，芍药三两，茯苓三两，生姜三两，白术二两组成，具有温阳散寒，利水除饮的功效。《神农本草经》载：附子味辛、温，主风寒咳逆邪气，温中，金创，破癥坚积聚，血瘕，寒温踒躄，拘挛脚痛，不能行步。白术味苦温，主风寒湿痹死肌，痉疸，止汗，除热，消食，作煎饵。久服轻身延年，不饥。茯苓味甘平，主胸胁逆气，忧恚惊邪恐悸，心下结痛，寒热烦满咳逆，口焦舌干，利小便。久服，安魂养神，不饥延年。芍药味苦、酸，微寒，主邪气腹痛，除血痹，破坚积，寒热疝瘕，止痛，利小便，益气。生姜味辛温，主胸满咳逆上气，温中止血，出汗，逐风，肠澼下利，生者尤良，久服去臭气，通神明。真武汤中有温性药、凉性（微寒）药、平性药，共同组成了一个具有君、臣、佐、使的全面的大方剂。以附子性温热，扶阳散寒为君；生姜、白术性温，发表利湿为臣，助君药；茯苓甘淡渗湿为佐，辅助君臣；芍药性凉为使，治夹杂兼证，同时能沟通阴阳、表里，使之为平。芍药有画龙点睛之妙。全方诸药各司其职，在方证对应、药量相适的基础上有奇效，不愧是一张治疗少阴、太阴阳虚寒湿水泛的经典名方。

（郭寿泉）

十四、咳喘

病案 高某，男，28岁，朔州市曹沙会人，2018年3月16日初诊。

主诉：咳喘20多年。

刻诊：患者形体肥胖，咳嗽气短，咳吐清稀白痰，无汗，畏寒肢冷，周身疼痛，胸闷胸痛，心悸，口干，不想喝水，口不苦，食欲差，大便干稀不调，精神差，舌体胖大，舌苔白，脉沉弦。

辨证：太阳、少阴兼太阴痰湿水饮证。

处方：麻黄附子细辛汤合千金半夏汤，加旋覆花。麻黄15g，附片20g，细辛15g，茯苓20g，白术30g，党参15g，桂枝15g，炙甘草15g，法半夏20g，生姜20g，旋覆花（包）20g。3剂，附片、炙甘草、生姜先煎30分钟。

3月21日二诊：药后汗出，怕冷，咳嗽较前好转，但仍痰多，胸闷，口干不想喝水，舌苔黄，脉沉弦。辨为太阳、太阴、少阴合病，处以麻黄附子细辛汤合小青龙汤合茯苓杏仁甘草汤。

处方：麻黄15g，附子20g，细辛15g，茯苓20g，白术30g，党参15g，桂枝15g，炙甘草15g，法半夏20g，生姜20g，旋覆花20g，杏仁15g。3剂，水煎服。

3月27日三诊：咳嗽气短基本好转，走路或劳累后咳嗽，吐白色黏痰，大便稀，每2日1行，舌苔白，脉沉弦，辨为太阴痰湿证，处以《外台》茯苓饮合附子汤，祛太阴痰湿。

处方：党参15g，炒白术30g，茯苓30g，陈皮30g，枳壳15g，干姜15g，附片30g，白芍15g，旋覆花20g，炙甘草10g。3剂，水煎服。

4月2日四诊：诸症好转，患者因婚后5年未孕，为进一步巩固治疗，给予金匮肾气丸继服1个月，以便善后治疗。

后记，年后又因咳嗽前来就诊，自诉喝完药以后身体一直都很好，现孕1女，其间偶有感冒、咳嗽，均可服药好转。

（张志伟）

十五、脑梗死

1. 原文

《千金方》小续命汤，治卒中风欲死，身体缓急。

麻黄　桂心　炙甘草各二两　生姜五两　人参　杏仁　川芎　附子　防己　白芍　黄芩各一两　防风一两半

上十二味，以水一斗二升，先煮麻黄三沸，去沫，纳诸药，煮取三升，分三服，良；不愈，更合三至四剂，必佳。

2. 方解

本方既有太阳表虚证又有太阳表实证，太阳表邪郁而不解成为太阳伏邪，继而发病。桂枝、白芍、炙甘草、生姜、大枣，主治太阳表虚证；麻黄、桂枝、杏仁、炙甘草，治疗太阳表实证。附片，针对少阴证，四肢酸痛、麻木、厥逆，脉沉微；防己、黄芩，解决阳明内热之口干口苦，小便赤，这些证候比较少，为标。

3. 辨证要点

太阳表邪久不解成为伏邪，伏邪长期没有接触，风寒邪气久闭，在外因的诱发下突然产生中风，以致中经络或中脏腑或面部瘫痪，乃太阳、阳明、少阴合病证。

4. 临床验案

武某，女，61 岁，2018 年 9 月 4 日初诊。

主诉：头晕、头痛半个月。

刻诊：半个月来头晕头痛，颈项僵硬，咳嗽，嘴唇发麻，右侧口角流涎，感觉有凉风，心悸，手脚麻木，外阴瘙痒，带黄，食欲、二便正常，舌苔黄，脉沉弦，脑 CT 显示左侧基底区腔隙性脑梗死。

分析：无汗，怕冷，头痛，颈项僵硬为太阳表实证；外阴瘙痒，带黄，舌苔黄为阳明湿热证；怕冷，心悸，手脚麻木，脉沉为少阴证。加葛根治疗颈项僵硬，也就等于加入了葛根汤。

辨证：太阳、阳明、少阴合病证。

处方：小续命汤合薏仁汤加味。麻黄 15g，桂枝 15g，炙甘草 15g，生姜 15g，党参 15g，川芎 15g，杏仁 15g，附片 20g，防风 10g，黄芩 15g，白芍 15g，防己 10g，薏苡仁 50g，当归 10g，白术 15g，茯苓 30g，葛根 30g。3 剂，水煎服，每日 1 剂，分 3 次服用。

2018 年 9 月 7 日二诊：药后咳嗽、手足麻木减轻，右侧口角流涎好转，但仍觉口角发凉，现头晕头痛，颈项僵硬，心悸，外阴瘙痒，带黄，遵上方继服 3 剂。

2018 年 9 月 12 日三诊：药后咳嗽、手足麻木好转，头晕头痛减轻，现后枕不适，颈项僵硬，微汗出，怕冷，心悸，耳鸣，右侧口角发凉，外阴瘙痒，带黄，舌苔白，脉沉弦。辨为太阳、阳明、少阴合病证。处以小续命汤合附子薏苡败酱散合薏仁汤。加石菖蒲，以化湿，开心孔，通九窍，明耳目。

处方：葛根 50g，麻黄 20g，桂枝 15g，白芍 15g，炙甘草 15g，附片 30g，薏苡仁 30g，败酱草 15g，川芎 20g，当归 10g，茯苓 30g，白术 15g，党参 15g，石菖蒲 30g，生姜 15g，大枣 20g。3 剂，水煎服。

2018 年 9 月 17 日四诊：药后汗出少许，后枕、颈部不适减轻，心悸好转，口微苦，外阴瘙痒未见明显改善，舌苔黄，脉沉弦。

处方：小续命汤合三物黄芩汤。麻黄 30g，桂枝 20g，炙甘草 10g，生姜 20g，党参 15g，川芎 15g，杏仁 15g，附片 30g，防风 10g，黄芩 15g，白芍 15g，防己 10g，薏苡仁 30g，葛根 50g，苦参 10g，生地黄 30g。3 剂，水煎服。

2018 年 9 月 22 日五诊：后枕、颈部不适，心悸，口苦，外阴瘙痒均好转，上方继服 3 剂，愈。

（张志伟）

十六、眼睑出血

1. 原文

升降散主温疫发热，烦躁，大便燥。

白僵蚕（酒炒）二钱　全蝉蜕一钱　广姜黄（去皮）三分　川大黄四钱

共研细末，和匀。据病之轻重，分 2～4 次服，用黄酒、蜂蜜调匀冷服。中病即止。

2. 方解

白僵蚕、蝉衣，清轻升发透郁热（痰瘀）；大黄、姜黄，苦寒沉降，泻火解毒，祛痰瘀。《内经》曰"火郁发之"，火（瘀、痰）郁当发散出去，就如一个人在房间里待得太久，郁闷想出去，不出去就生闷气，导致气机紊乱，加重痰瘀热毒，使气机更加紊乱。解郁的关键在于调畅气机，气机舒展则郁开火散，火散则痰解瘀通。瘀、痰、热三者可以相互转化，互为因果。虽然重点在散火郁，同时也可以解痰、解瘀、解郁。所以一切痰、郁、瘀阻杂病都可以运用升降散。

杨栗山对《内经》"火郁发之"之旨颇有研究。他认为：温病乃怫郁为重，郁而化热，阻塞气机升降，治疗上须采用"郁而发之"的原则，倡导以宣郁清热为法则，调节表里三焦气机升降，使周身气血流通，升降复常，阴阳平衡，独创升降散即是此意。

3. 辨证要点

有热、有火、有风、有瘀、有阻碍不通，伴有情志不畅，唉声叹气，失眠，舌质红，舌苔干红，脉细数，想喝水，能解渴，甚至大便干，小便黄短等一系列症状，乃阳明火郁气滞证。

4. 临床验案

病案 陈某，男，4岁，2018年6月24日初诊。

主诉：每次感冒发热后下眼睑有红色出血点1年。

病史：每次感冒发热后，下眼睑、耳垂都会出现针尖大小的红色出血点，遂前来就诊。患者不疼不痒，也没有其他症状，我感觉比较棘手，只好让家属带他去医院查血常规和凝血，查完后结果显示全部正常，我不得其解，只好很为难地说先观察看看吧。没过多久，孩子又因发热，体温38.8℃，咽红咽痛，咳嗽，腹痛，大便干来就诊。

刻诊：下眼睑、耳垂、颜面部以至前颈部都可见到红色针尖大小的出血点，舌苔黄，脉数。

辨证：阳明火郁证，清阳不升，浊阴不降。

处方：升降散合茯苓杏仁甘草汤加减。僵蚕10g，蝉蜕10g，片姜黄10g，大黄10g，连翘15g，玄参10g，薄荷10g，桔梗10g，甘草6g，茯苓15g，杏仁10g，紫苏叶10g。2剂，水煎服。每剂药煎300ml，每次100ml，每日3次。

6月28日二诊：发热、咽红咽痛、皮下出血点都好转，因孩子平素食欲差，形体偏瘦，给予《外台》茯苓饮善后。

处方：党参10g，白术10g，茯苓10g，甘草6g，陈皮10g，枳壳10g，生姜10g，紫苏叶10g，炒神曲、炒山楂、炒麦芽各20g。2剂，水煎服。每剂药煎300ml，每次100ml，每日3次。

后记：至今1年了，每次见到后询问情况，都未曾出现上述出血点，其间感冒、发热几次亦未见有出血点，待后续随访。

（张志伟）

十七、下肢麻木

1. 原文

白薇薏苡汤，治风，拘挛不可屈伸方。（《千金要方》）

白薇 薏苡仁 芍药 桂心 牛膝 酸枣仁 干姜 甘草各一升 附子三枚

2. 方解

本方为桂枝汤去姜、枣，针对太阳表虚证。桂枝、芍药调和营卫；芍药、甘草又名芍药甘草汤（去杖汤），治伤寒伤阴，筋脉失濡，腿脚挛急；加附片针对少阴寒湿证；干姜散太阴寒湿，固护太阴，祛太阴寒湿；白薇性寒，可清热祛湿，舒缓经络，散结气；薏苡仁味甘，微寒，主筋急拘挛不可屈伸，风湿痹，下气；牛膝强健经络，补肝肾，引诸药下行；酸枣仁取酸入肝，肝主筋脉，既可治疗筋脉拘挛，又可安神除烦。

3. 临床验案

病案 张某，女，74岁，朔州市人，2017年8月26日初诊。

下肢拘挛不适五六年，每日晨起为甚，先后服用钙片、中药等三四年不见好转。

刻诊：汗出，怕冷怕风，口干，不想喝水或喜喝热水，下肢发凉，腿拘挛以早晨起床时加重，活动后好转，遇冷加重，失眠，大便干，小便黄，舌质白，舌苔稍黄，脉沉弦。

分析：汗出，怕风，下肢发凉，遇冷加重为太阳表虚证；口干，不想喝水或喜喝热水，下肢发凉，腿拘挛以早晨起床时加重，活动后好转，遇冷加重，为少阴寒湿证；大便干，小便黄，舌苔稍黄为阳明证。

辨证：太阳、太阴、阳明合病证。

处方：白蔹薏苡汤。白蔹 15g，薏苡仁 30g，桂枝 30g，白芍 30g，酸枣仁 15g，甘草 20g，牛膝 15g，干姜 10g，附片 15g，木瓜 15g。3 剂。

二诊：药后下肢拘挛明显好转，腿凉减轻，为巩固疗效，上方继服 3 剂，愈。

随访，至今未复发。

按语：本方是在《伤寒论》芍药甘草汤的基础上合桂枝加附子汤，附子、干姜、甘草，又叫四逆汤，三味药可以开下焦痹着之邪。如果下焦寒湿重，可以加入茯苓、白术，组成肾着散、真武汤，加强散太阴寒湿之力；下焦湿热重时可以加入苍术、黄柏，组成四妙散，以祛湿热之邪。总之，有什么证就用什么药或方，如太阴寒湿重时，就加入祛太阴寒湿的药物或是用太阴的处方；反之，阳明湿热重时，就加强清阳明湿热的药物或是处方。

鉴别：苡仁汤乃麻黄汤去杏仁，加薏苡仁、当归、芍药、苍术，治疗太阳、阳明、太阴合病证的疼痛麻木。

（张志伟）

十八、带下

病案 郭某，女，56岁，太原市小店区人，因肚脐两侧疼痛，带下异味，在他处治疗1周无效，于2017年12月4日前来就诊。

刻诊：恶寒，不发热，出汗多，怕冷，口干，无口苦，腹痛，脐两侧疼痛，带下色黄，量多，有异味，小便涩痛，大便正常，乏力。舌苔白腻，舌边有齿痕，左脉沉弦紧，右脉沉弦。

分析：恶寒，汗出，怕冷，乏力，此为太阳表虚证；无口苦排除少阳证；腹痛，舌苔白腻有齿痕，为太阴水湿证；带下色黄并有异味，小便涩痛，脉弦，为阳明湿热证。

辨证：太阳、阳明、太阴合病证。

处方：桂枝加附子汤合当归芍药散合薏苡附子败酱散，加瞿麦。桂枝20g，炒白芍30g，炙甘草6g，生姜10g，红枣10g，制附子15g，当归30g，川芎10g，茯苓30g，泽泻30g，炒白术30g，薏仁50g，瞿麦15g，败酱草30g。2剂。附子、生姜先煎半小时，再加入余药，煎40分钟，每日1剂，分2次服用。

2017年12月7日二诊：患者自述诸症都有好转，效不更方，上方续服3剂。

2017年12月14日三诊：腹痛、恶寒减轻，汗出减少，仍怕冷，带下色白，量少，小便稍涩痛。

辨证：太阳表虚证合太阴水湿证兼阳明微热证。

处方：桂枝加附子汤合五苓散合薏仁附子败酱散，加瞿麦。桂枝20g，炒白芍30g，炙甘草6g，生姜10g，红枣10g，制附子20g，猪苓15g，茯苓30g，泽泻30g，炒白术30g，薏仁50g，败酱草30g，瞿麦

15g。3 剂。煎服法同前。

2018 年 1 月 6 日四诊：患者自述这期间孙子住院，陪同在医院没顾上看病。现各种症状进一步好转，小便不再涩痛，舌苔白，双脉沉弦。

辨证：太阳表虚证合太阴水湿证。

处方：桂枝加附子汤合当归芍药散，加薏苡仁。桂枝 15g，白芍 15g，炙甘草 6g，生姜 10g，红枣 10g，制附子 10g，当归 20g，川芎 10g，茯苓 30g，泽泻 30g，薏苡仁 50g，炒白术 20g。3 剂，煎服法同前。

2018 年 1 月 10 日五诊：患者自觉无所苦，各种症状逐步好转，基本与常人无异，不愿意再喝中药，要求服用成药，予以金匮肾气丸和参苓白术散善后。

从医者对患者信息的采集，到四诊合参，再到遣方用药，每一个环节，都在考验一位中医师的能力与水平，在这个过程中，我又学到了很多，也逐渐对中医有了更深层的认识。如果有人问我具体学到了什么，我会说我知道怎么问诊了，很多疾病在医者问诊中就能诊断出来，再结合脉诊也就有了明确的思路。

（喻凤鸣）

十九、高热咳嗽

2018 年五六月份，我跟诊时在恩师的引导下，不断改进学习方法，进一步夯实中医理论基础。还记得在跟诊初期，恩师问我小青龙汤的组成及药物剂量变化在临床的运用。我虽能随口道出其组成，但未曾记得《伤寒论》对小青龙剂量的理解。跟诊时恩师讲解，再加上广义经方群好几位老师对小青龙汤中细辛的用药心得，使我有底气运用小青龙汤于临床治疗疾病。以前我对于细辛的用量一直停留在 1.5～3g，现在也有了底气，能放心大胆地使用了，虽然底气足了，但对于细辛还是得有指征才会大剂量运用。

病 案 刘某，男，5 岁，2018 年 8 月 7 日初诊，高热咳嗽 3 天，自行服用柴桂退热颗粒等药后，症状没有减轻，遂就诊。

刻诊：高热 38.7℃，咳嗽，咳声重。口吐清稀白泡沫痰，无汗，恶寒，头痛，不思饮食，口干不欲饮，呃逆，鼻流清涕，二便可，嗜睡，舌苔白，脉浮滑数。

分析：高热，无汗，恶寒，头痛，脉浮，辨为太阳表实证，乃麻黄汤证。不思饮食，口干不欲饮，鼻流清涕，嗜睡，舌苔白，脉数，辨为太阴痰湿水饮证。

辨证：太阴痰湿水饮证。

处方：小青龙汤。干姜 6g，桂枝 6g，麻黄 8g，白芍 6g，炙甘草 4g，细辛 6g，法半夏 8g，五味子 8g。3 剂，水煎服。

麻黄先煎 5 分钟去水留药渣，加入余药一起浸泡 30 分钟，再煎煮 40 分钟，每剂煎煮 240ml 左右，每日 1 剂，分 3 次服完。嘱患者避寒凉，忌生冷油腻。

2018 年 8 月 12 日二诊：上药 1 剂热退，咳减，3 剂服完咳嗽止。昨晚吃零食海苔和薯片后咳嗽剧烈，晚上咳嗽一晚，咽喉有痰鸣音，咳嗽不出痰。患儿一直咳，欲咳出咽喉中痰，呼吸急促，咳嗽时嘴唇发紫，恶心，流清涕，舌苔白，舌质稍暗，脉浮弦滑。

辨证：太阴气逆证。

处方：金沸草散合半夏厚朴汤加减。旋覆花（包）10g，前胡 8g，细辛 4g，法半夏 6g，荆芥 6g，甘草 5g，陈皮 6g，茯苓 6g，厚朴 6g，苏叶 6g，炒苦杏仁 6g，生姜 6g，白前 6g，淡豆豉 6g。3 剂，水煎服。

诸药一起浸泡 30 分钟，煎煮 30 分钟，每剂煎煮 240ml 左右，每日 1 剂，分 3 次服完。嘱患儿忌生冷油腻，辛辣刺激性食物。

淡豆豉既能透散外邪，又能宣散肺胃之郁热。用淡豆豉，清宣郁火，则气机自然通畅，其症自会迎刃而解。

药后一剂，咳嗽基本止，家属来电是否继续服用完剩下 2 剂，嘱继服。3 剂咳嗽止。

（喻凤鸣）

二十、手足厥冷

病案　杨某，女，32 岁。2018 年 10 月 21 日初诊。患者自诉自记事起就觉手足冷，2013 年生产后，手足逆冷加重，并伴有全身怕冷，现虽已入冬，常人均是穿个夹克便能御寒，患者就诊时，穿着羽绒服还觉得冷。恶寒，手足冰，不出汗，食欲尚可，月经量少，每次月经行经 2 天，有血块，色黑，痛经，大便干、不爽，舌苔白腻，脉沉细缓。

辨证：太阴、少阴合病证。

处方：当归四逆汤合麻黄附子细辛汤。当归 20g，桂枝 30g，木通 15g，炙甘草 15g，细辛 20g，炒白芍 20g，红枣 10 枚，麻黄 20g，制附子 30g。3 剂，水煎服。

麻黄先煎去水，制附子、炙甘草先煎 1.5 小时，然后把药倒入再开盖熬 1 小时，每日 3 次，每次 200ml。

分析：厥逆者，阴阳气不相顺也，手足厥寒，脉细欲绝者，当归四逆汤主之。患者怕冷，穿着羽绒服还觉得冷，恶寒，手足冰，典型的附子体质；不出汗，还怕冷，麻黄体质。该患者辨证为太阴、少阴合病证。

2018 年 10 月 25 日二诊：患者取药回家后一直没有找到合适的药锅，并且熬的时候忘记熬药顺序，误把麻黄全煮上，所幸告诉过患者把煎煮麻黄的水倒掉，只要麻黄药渣，同时也是给我教训，以后这样的处方必须亲自熬药。中途熬糊一次，真正服药也就 1 剂，现症没有太多改善，腹部变的舒服，有排气现象，以前从未有过，大便好转，余症同前，继续原方加减服用。

处方：当归 30g，桂枝 30g，木通 15g，炙甘草 15g，细辛 30g，白芍 30g，红枣 20 枚，麻黄 30g，制附子 40g。5 剂，水煎服。

麻黄先煎去水，制附子，炙甘草先煎 2 小时，然后把药倒入再开盖熬 80 分钟，每日 3 次，每次 200ml。上方将当归加大剂量，大剂量当归能通便，一诊处方用炒白芍改为生白芍，生白芍也能通便。

2018 年 11 月 14 日该患者带其儿过来就诊，遂问其喝完药效果怎么样，11 月的天气已经变冷，喝药结束后正值月经来潮，患者自述月经量变多，颜色也有改变，无痛经，大便正常，手足及全身有温度，穿衣服也如正常季节衣物，遂说再服 3 剂巩固，患者述上药麻口，看下次月经情况决定是否再服。

后来其家人也过来就诊，闻及未有怕冷的情况。

（喻凤鸣）

二十一、不孕症

王某，女，23 岁，2018 年 6 月 25 日初诊。月经推后，数月一行，经多地治疗未见好转，结婚 2 年未避孕，未能受孕，经其姐姐介绍前来就诊。

刻诊：患者月经推后，距上次行经超过 3 月未行，平素行经时有血块，经色偏暗，行经腰困，平常亦腰酸困，无口干、口苦，稍食多后反胃，皮肤干燥，脱发，发梢分叉，手心热。上次行经是 3 月 18 日，期间睡眠质量差，多梦，喝水少后小便发黄，大便 2～3 日一行。舌苔白，右脉寸沉弱、关弦滑、尺沉细，左脉寸沉滑、关尺沉细。

辨证：太阴、少阴血虚寒证。

处方：温经汤加减。当归 10g，白芍 15g，肉桂（后下）10g，吴茱萸（开水洗）6g，川芎 10g，干姜 10g，法半夏 10g，牡丹皮 10g，麦冬 12g，党参 10g，炙甘草 6g，阿胶（烊）6g，麻黄 10g。3 剂，水煎服。麻黄先煎去水，每日 1 剂，分 2 次服用。

2018 年 7 月 5 日二诊：服上方第 5 天月经已至，电话告知行经停药，剩下的 1 剂药去麻黄后服完再来就诊。本次月经颜色有所改变，无痛经，睡眠可，皮肤干燥好转，脱发好转，大便每日 1 行，舌苔薄白，右脉寸沉弱、关弦滑、尺沉细，左脉寸沉滑、关尺沉细。效不更方，上方去麻黄 7 剂，同时加倍剂量熬成膏方，于中午服用 1 勺。

2018 年 8 月 19 日三诊：患者自觉精神转好，8 月 5 日行经，经色正常，血块变少，量正常，睡眠好，头发脱落明显减少，只是在洗头时有少量脱发，舌苔薄白，脉沉细。将 7 月 5 日处方再加倍 20 剂的量熬膏服用。

2018 年 9 月 24 日电话告知服膏期间用排卵试纸检测，有排卵遂夫妻同房。

2018 年 11 月其姐姐前来告知，患者已经受孕，嘱停其膏方，现在受孕 6 月无所苦，备产。

患者乃太阴血虚寒，瘀血阻滞所致。冲为血海，任主胞胎，二脉皆起于胞宫，循行于少腹，与经、产关系密切。冲任虚寒，血凝气滞，故少腹里急、腹满、月经不调，甚或久不受孕；若寒凝血瘀，经脉不畅，则致痛经；瘀血不去，新血不生，不能濡润，故唇口干燥；至于傍晚发热、手心烦热为阴血耗损，虚热内生之象。患者虽属瘀、寒、虚、热错杂，然以冲任虚寒，瘀血阻滞为主，治当温经散寒，祛瘀养血，兼清虚热。

方中吴茱萸、桂枝、麻黄温经散寒，通利血脉。其中吴茱萸功擅散寒止痛，桂枝长于温通血脉，麻黄通其血脉共为君药。当归、川芎活血祛瘀，养血调经；牡丹皮既助诸药活血散瘀，又能清血分虚热，共为臣药。阿胶甘平，养血止血，滋阴润燥；白芍酸苦微寒，养血敛阴，柔肝止痛；麦冬甘苦微寒，养阴清热。三药合用，养血调肝，滋阴润燥，且清虚热，并制吴茱萸、桂枝之温燥。党参、甘草益气健脾，以资生化之源，阳生阴长，气旺血充；半夏、干姜通降胃气，以助祛瘀调经；干姜归肾经，温中散寒；甘草尚能调和诸药，兼为使药。诸药合用，共奏温经散寒，养血祛瘀之功。

学习中医是一件很苦的事情，也是一件需要缘分的事情，"真传一句话，假传万卷书"，可见跟对老师是多么重要的事情，这就需要缘分；学习中医，是一件成功难、成名难的事情，放眼各个城市，中医诊所何其多，但是能被世人耳熟能详的又有几个。真正用纯中药治疗疾病的中医人又有几个。中医文化是中华文明的精华，是我们的国粹，正如潘英老师在拜师仪式中说，中医扎根在中国，开花在日本，结果在美国，这是多么令人忧心的事情。

我既然对中医学感兴趣，并且选择作为中医学徒以期望日后有所作为，就必当履行"兴之所至当学有所成"的诺言，同时庆幸自己能够跟随邓老师学习中医，必将不辱师门，继承和发扬邓老师的学术思想和医术特色。

（喻凤鸣）

二十二、化脓性阑尾炎

郎某，女，68岁，因右下腹疼痛2天，于2019年3月14日在绵阳市中医医院检查，彩超显示化脓性阑尾炎。患者不愿手术，当日就到我处就诊。

初诊：舌质红，舌苔黄糙，痛苦面容。口气热臭，时有呻吟。腹胀腹痛拒按，右下腹压痛、反跳痛，迈右足疼痛更甚，不欲饮食，小便色黄、频数，喜冷饮。脉沉实。

中医诊断：肠痈，热毒聚结，成痈化脓。

西医诊断：化脓性阑尾炎。

治法：解毒排脓，化瘀散结。

处方：大黄牡丹汤合黄连解毒汤加味。大黄10g，牡丹皮15g，桃仁10g，冬瓜仁20g，芒硝6g，黄连10g，黄芩15g，黄柏15g，赤芍15g，木香10g，槟榔10g，肉桂3g，甘草5g。2剂，水煎服，每剂药煎3次，将药汁混合，分6次服，每日3次。

2019年3月18日二诊：服前方2剂，腹痛明显好转，患者已不再有呻吟和痛苦面容，迈右腿影响不大，食欲增加。照前方再抓2剂，煎服法同上。

2019年3月22日三诊：服前方共4剂，患者自述疼痛症状好了多半，其他诸症都已消失。患者感叹道：没想到中医治疗阑尾炎这么厉害！因为我治阑尾炎多年，这个方子贯穿疾病治疗的始终，所以继续前方再进 2 剂，水煎服。

2019 年 3 月 24 日四诊：阑尾部位疼痛已不明显，其余症状完全消失。原方不变再进 2 剂，水煎服。

患者从治疗开始到现在一共吃了 8 剂中药，感觉已经完全正常。2019 年 4 月 1 到绵阳市中医院复查，阑尾部位未见异常。该化脓性阑尾炎在内服中药期间没有用其他方法治疗，只用中药 8 剂而痊愈。

按语：我治疗阑尾炎已有 16 年的历史，以前治的都是急性未化脓行阑尾炎和慢性阑尾炎，都用该药方不变贯穿整个治疗过程。唯独本案，乃化脓性阑尾炎，仍然用这个方子，同样也是 8 剂收功。

本病是由热毒结聚，痈阻化脓而成化脓性阑尾炎。用大黄牡丹汤泻热破结，排脓散结消肿；用黄连解毒汤增强清热解毒消肿的功效；辅以木香、槟榔理气宽胀；配合大黄、芒硝泻下通肠，使胃肠通畅；肉桂 3g 量小，可起到反佐的作用，以防止方中寒凉药伤阳败胃，又可取其辛散之性，配合桃仁、赤芍以增强活血散结之功效。

以上配方，诸药合用，功效甚强，使热毒得清，脓毒得排，痈阻结聚得散，所以能很快痊愈。

（廖忠培）

二十三、发热

病案一 苏某，男，3 岁零 4 个月。2019 年 1 月 5 日下午 5 时初诊，体温 38.0℃，患儿从昨天开始发热，服了退热药，今天下午又开始发热。现精神差，触之手指冷，脚凉不浸手。舌质红，苔白微腻，脉浮细弦数。处以小柴胡加石膏汤，每2小时1次，每次30～50ml。

1月6日下午6时二诊：体温37.8℃，患儿精神明显转佳，触之手指冷但手掌不凉，无咽痛，纳好，时腹痛，大便3日未解，舌质红乏津，舌苔黄腻。处以大柴胡加石膏汤。

处方：柴胡60g，黄芩20g，半夏20g，生姜30g，大枣6枚，大黄10g，枳实15g，赤芍20g，石膏100g。1剂，水煎服。每2～3小时1次，每次服30～50ml。

1月7日中午三诊：体温37.3℃，精神大好，于上午腹泻1次，舌上黄腻苔已消退了些，嘱继续服上药。

1月8日下午电话回访：昨天晚上热已退，至今未发热。

病案二　骆某，男，15岁，2019年2月18日下午6时初诊。体温38.5℃，反复发热4天，一阵发冷，一阵发热，精神一般，头痛，口渴饮水不多，咽痛，但不明显，脉沉弦有力，舌质红，苔薄黄。处以大柴胡汤加味。

处方：柴胡60g，黄芩20g，半夏20g，生姜30g，大枣6枚，大黄10g，枳实15g，赤芍15g，石膏60g，金银花30g，连翘30g，蝉蜕20g，僵蚕20g，苍术15g，广藿香15g。1剂，水煎服，每2～3小时1次，每次200ml。

2月20日反馈，19日下午已退热。

病案三　沈某，女，3岁，2019年2月20日初诊。体温39.4℃，从昨天开始发热，服退热药后，现又发热，精神一般，面红，无咽痛，流清涕较多，右脉浮紧弦数，苔白微腻，舌上布津，手指冷，处以葛根汤加石膏、苍术、广藿香。

2月21日下午二诊：体温38.9℃，仍发热，脉浮弦数，精神明显好转，流清涕消失，处以大柴胡汤加味。

处方：柴胡 60g，黄芩 20g，半夏 20g，生姜 30g，大枣 6 枚，大黄 10g，枳实 15g，赤芍 15g，石膏 60g，金银花 30g，连翘 30g，蝉蜕 20g，僵蚕 20g，苍术 15g，广藿香 15g。1 剂，水煎服，每 2～3 小时 1 次，每次 30～50ml。

2 月 22 日下午二诊：谓今天早上已退热。

按语：发热性疾病，现代中医概以感冒论治，或分为内伤、外感论治，愚以为按此于临床实有误于后学，最易误人之处是把外感发热、感冒与三阳病混为一谈，把本不属于太阳表证的柴胡剂归于"表证"。见到发热，要么辛温发散，要么辛凉透表，貌似符合病机，实则有违于仲景三味。把柴胡剂列于治疗外感发热范畴，实属差之毫厘，失之千里。现代中医教材把柴胡列于解表药，谓"解表退热"，更是一误再误。其实仲景三阳病之间有截然的界限和必然的联系，故使用仲景方剂时必须遵守这一原则。仲景明示少阳病不能发汗，不能下。只能使用柴胡剂。其中大柴胡汤就是一把治疗发热性疾病的利刃，辨证准确，覆杯而愈。余处治发热性疾病，悉以六经为纲，以三阳病为主，辨三阳病之个性，实为捷径。

病案一中苏某，初以精神差，脉浮细弦数，苔白，辨为少阳病小柴胡汤证加石膏，实辨证无误，故患儿服药后精神明显转佳，但未能阻挡病势，故邪热进一步入里，现舌苔黄腻乏津，大便 3 日未解，急处大柴胡汤加石膏，24 小时后热退身凉。

病案二中骆某，一有"热结在里"的表现，如口渴、咽痛、脉沉弦有力、苔薄黄；二有往来寒热的表现，如一会儿发冷，一会儿发热。仲景明示："伤寒十余日，热结在里，复往来寒热者，与大柴胡汤。"如此典型的症状，故覆杯而愈。热邪内盛所致口咽痛，笔者习惯加金银花、连翘、蝉蜕、僵蚕，甚效。

病案三患儿初期有典型的太阳表实证，如无汗、流清涕、脉浮紧、苔白，故投葛根汤加味，1剂太阳表证消失，而现"热结在里"的表现，处以大柴胡汤加味，12小时后退热。案二和案三处方相同，只是每次用量不同，这也再次说明中医疗效的可重复性。

以上三例均为少阳、阳明合病之高热，最后都是用大柴汤加味1剂而愈。

（冯　锐）

二十四、乳腺癌术后综合征

病案　聂某，女，65岁，2017年9月11日初诊。患者于2017年4月查出乳腺癌，随后手术摘除肿瘤，至8月化疗后出现纳差，怕冷（穿毛衣），双下肢尤甚，汗多，以头面部为主，精神佳，语言有力。脉浮数弦七至，苔黑腻。

处方：附片30g，干姜30g，苍术15g，广藿香15g，茯苓30g，泽泻30g，茵陈60g，滑石60g，人参15g，砂仁15g。3剂，每次200ml，日三服。

9月17日二诊：脉浮弦数，苔黄黑腻，纳差，精神好，怕冷（穿3件衣服，外面毛衣），有汗。处以大柴胡汤加味。

处方：柴胡60g，黄芩20g，半夏20g，生姜30g，大黄10g，枳实15g，赤芍15g，茵陈60g，滑石60g，苍术15g，广藿香15g，黄连10g，茯苓30g，车前子30g。2剂。

9月22日三诊：药后汗出大减，口干，怕冷好转，仍纳差，舌脉同前，效不更方，继服1剂。

9月26日四诊：诸症继续好转，后以大柴胡汤加清热利湿药调整

227

到 10 月 25 日，前后共十余诊，诸症基本消失 .10 月中旬已能穿 2 件单衣，后期黄黑腻苔全部消退，患者自诉已无不适，遂停药。

2019 年 3 月介绍其他患者前来就诊，诉无不适。

按语：该例初诊一听患肿瘤，以为是虚证，一见怕冷，便认为是阳虚，就用附片，犯了先入为主的错误。二诊时仔细分析，尤其是精神、脉象，有典型的"热结于里"和"里实"表现，乃少阳、阳明合病证。处以大柴胡汤加味后疗效明显，调理近 2 个月后诸症尽消。

（冯　锐）

二十五、急腹症

病案　辛某，女，59 岁，2018 年 12 有 12 日初诊。主诉：小腹坠胀疼痛 1 周。患者就诊时诉小腹坠痛，痛苦病容，腹部压痛、反跳痛明显，听诊肠鸣活跃，患者自诉也听到肚子里响。遂建议去医院检查治疗，患者却说，江油的两个大医院都去过了。仔细询问后得知，原来患者 1 周前因小腹痛去某医院治疗，做了相关检查后确诊不了，有医按妇科盆腔炎治疗，无效；某医又按外科急腹症治疗，仍无效。患者进食后加重，故不敢吃饭，不敢弯腰屈腹。脉沉滑有力，苔白腻。拟大柴胡汤合桃核承气汤加减。

处方：柴胡 60g，黄芩 20g，半夏 20g，生姜 30g，大枣 6 枚，大黄 15g，枳实 15g，赤芍 20g，桂枝 20g，桃仁 20g，炙甘草 10g。1 剂，水煎服，每次 200ml，每 2～3 小时 1 次。

另加芒硝 10g，分 3 份，每次 1 份，以泻为度。

12 月 13 日二诊：患者走进诊室，喜形于色，自诉服上药 2 次后腹泻，泻后腹痛大减，现已能弯腰屈腹，腹部压痛、反跳痛消失。

按语：对于急腹症的治疗，由于条件限制，个体诊所接诊的比较少。该患者由于先去过大医院而未能解决问题，转而求诊于小诊所。在患者叙述不敢弯腰屈腹的那一刹那间，我抓住了该病的主症和病机，肯定是实而非虚，以攻下为主。下面我摘录一段《刘渡舟伤寒论讲稿》中的原文："大柴胡汤和桃核承气汤……这两个方子合起来，血的问题、气的问题、肝的问题、胃的问题、三焦的问题，这些属于实证的问题，它都能管。"对矢之药，1剂而中。

（冯　锐）

二十六、湿疹与崩漏

1. 湿疹

病案　王某，女，70岁，2018年9月4日初诊。患者躯干及四肢泛发小红丘疹，瘙痒，反复发作已2个月余，脉浮弦滑数有力且长，舌质红，苔薄。拟大柴胡汤加味。

处方：柴胡60g，黄芩20g，半夏20g，生姜30g，大黄10g，大枣6枚，枳实15g，赤芍15g，生地黄20g，牡丹皮20g，栀子15g，黄连10g，蝉蜕20g，僵蚕20g。3剂，水煎服，每日3次，每次200ml。

随访：上药共服6剂，小红丘疹消失，瘙痒消失。

2. 崩漏

病案　邹某，女，14岁，2019年3月29日初诊。主诉：月经淋漓不净20天。伴失眠，大便畅，脉沉弦滑数，舌质红，苔薄。处以大柴胡汤加味。

处方：柴胡 60g，黄芩 20g，半夏 20g，生姜 30g，大黄 10g，枳实 15g，赤芍 15g，大枣 10 枚，生地黄 30g，牡丹皮 20g，栀子 20g，黄连 10g，地榆炭 30g。2 剂，每日 3 次，每次 200ml。

半个月后，其母告诉：女儿服完 1 剂后，血即止，余药未服。

按语： 大柴胡汤加味治疗湿疹已无新意，我在整理医案时，无意间发现上述二案，处方用药仅一二味之别，然而从妇科崩漏到湿疹，不管是科别还是疾病，跨度都比较大，但都取得了较好的疗效，对于这一神奇的现象，我们应该做些怎样的思考？是异病同治吗？还是中医中药对人体有些鲜为人知的秘密？大柴胡汤治疗湿疹，屡有报道。笔者治疗湿疹，如果辨证为属热为实，便不再细辨，直接处上方，多有效。显示了中医治病的原则性和灵活性。

如果说小柴胡汤多用于体偏瘦，默默不欲食者，那么大柴胡则多用于体格健壮，食欲佳之人。从现代热门的体质学说来讲，大柴胡汤对应的人头面宽阔，颈部粗短，大腹便便。仝小林教授喜用大柴胡汤来治疗代谢综合征所致的高血脂、高血压、糖尿病、肥胖等疾病，也算是一个佐证吧。

现代医学中消化系统和呼吸系统这两大系统使用大柴胡汤的机会要高得多，究其原因，这两大系统都可以归属于六经辨证中阳明病范畴，肺气不降和胃气不降是其主要原因，故推测大柴胡汤的主要功效是下气、下血，仲景也明示，"与大柴胡汤下之则愈"。

大柴胡汤的脉象一般为浮（或沉）弦滑数，应指有力，肺气肿、肺心病患者常有此脉象，但我运用大柴胡汤或大柴胡加桂枝茯苓丸后无效，要引起重视。

大柴胡汤配伍严谨，临床疗效极其显著，只要临床辨证准确，对于急症，如发热，一般 1 剂就可显效，对于慢性疾病，2～3 剂也应有效。如果无效，一定要调整思路，不要错误的相信中医疗效慢，要多吃几剂药才有效的缪论。

大柴胡汤用量的问题，大家看以上我的处方，大人和小孩的用量几乎是一样多，只是每次用量不相同，我自认为这是符合仲景原意的，这也是中医治病不分科的原因之一吧。

总之，大柴胡汤是中医临床治病的一把利器，是中医临床治疗疾病的一张王牌。从脏腑理论看主要是胆（肝）胃不和，从六经辨证看主要是少阳、阳明合病，病理性质属实、属热。虚证、寒证为大柴胡汤的禁忌。临床上多运用、多体会，不要怕错，久了自然会有心得。

（冯　锐）

附 录 一

广义经方·誓词

缘结今生，丹凤朝阳。一年一会，心驰神往。

不辞辛劳，何分少长，一视同仁，江湖庙堂。

大医精诚，寰宇共仰。华夏文明，浩浩汤汤。

素灵伤寒，本经蕴藏。千金外台，伊尹长桑。

伏羲神农，扁鹊岐黄。华佗叔和，医圣药王。

仙翁弘景①，王冰元方，皇甫针经，朱李刘张②。

女科傅山，小儿仲阳。时珍廷贤，清任喻昌。

吴氏师机，外科实功。温热崛兴，叶吴薛王③。

坤载修园，洄溪汪昂。宗海锡纯。中西汇讲。

铁憔渊雷，甘仁颖甫。京城四家，萧孔施汪④。

钦安卢氏，吴祝附子⑤。新安孟河，岭南钱塘。

古老中医，又添新妆。希恕渡舟，李可扶阳。

吉益大塚⑥，腹诊汉方。辅行金诀，圆之升降⑦。

兼收并蓄，补短取长。大道至简，广义经方。

以人为本，智圆行方。勤求古训，博采众长。

晨昏不倦，读经诵章。融会新知，古义发皇。

向之学者，惟道是倡。三人成师，幽微弥彰。

扶危济困，恶隐善扬，恤孤怜贫，仁慈满腔。

针药并施，外调内养。霹雳手段，菩萨心肠。

舍药施茶，睦邻和乡。治病活人，白衣青囊。

回心向道，躬耕临床。杏林春暖，橘井泉香。

以道御术，内圣外王。继往开来，乘风远航。

牵手筑梦，结伴同行。莫改初心，不负众望。

肩此道义，盛事共襄。立此誓言，相与弘光。

君我同心，百花竞放。大美中医，再创辉煌！

【注释】

① 仙翁弘景：指葛洪、陶弘景。

② 朱李刘张：指朱丹溪、李东垣、刘完素、张子和。

③ 叶吴薛王：指叶天士、吴鞠通、薛生白、王孟英。

④ 萧孔施汪：指萧龙友、孔伯华、施今墨、汪逢春。

⑤ 钦安卢氏，吴祝附子：指郑钦安、卢铸之、吴佩衡、祝味菊。

⑥ 吉益大塚：吉益家族有吉益东洞、吉益南涯。大塚：大塚敬节。

⑦ 辅行金诀，圆之升降：指《辅行诀脏腑用药法要》和《圆运动的古中医学》。

（李　黎）

附 录 二

杏林群贤录

（部分著者简介，以编写内容先后为序）

邓文斌 广义经方学派倡导者、四川省中医药信息学会委员。临床遵伤寒，崇仲景，以六经辨证为主，博采众家之长，对《伤寒论》《金匮要略》《千金方》《外台秘要》等著作有心得，善用经方治疗各类常见病、多发病、疑难病。近年来本着传承发扬中医的责任和使命，成立了广义经方免费平台，在线上线下推广广义经方，走基层在全国各地讲授广义经方。讲课重视临床，重视医案，重视方证，旁征博引，风趣幽默，受到各地中医人士好评。已出版专著《药证》和《经方方证探微》。

李 黎 主治中医师，中西医执业药师。毕业于北京中医药大学中医学专业，北京大学医学教育学院药学专业。北京华夏医药基金会《伤寒杂病论》传承工作委员会首届委员。擅长运用中、西医现代医学手段独立处理内妇儿科常见病、多发病。尤擅长运用"经方"辨治消化系统、心脑血管系统疾病。对于风湿、类风湿及颈肩腰腿痛等疾病有丰富的临床经验。

李文学 中医主任医师。南充市市级中医专家库成员，四川省中医信息学会微医分会常务理事。临床30余年，崇尚《周易》《内经》《伤寒杂病论》等中医古典理论。研究《伤寒杂病论》多年，对其有独特的见解，认为"万病找六经，经方治百病，合方治大病""整体六经方证观，驾驭百病之变"。对李东垣的脾胃学说，彭子益、黄元御气机升降理论及五行的圆运动理论，钦安卢氏中医扶阳医学均有深入的研究，并将其运用于临床，善用经方，喜用姜、桂、附、乌及生半夏、生南星治疗各种疑难杂症。

王宪武 生于中医世家，7岁随家父采药，12岁学医，16岁单独坐诊。行医30年来先后拜6位名师学艺。现任中医中药中国行主任，长期带领中医院校学生、临床中医师及中医爱好者走进山川，进行采药、认药、经方讲座、义诊等活动。被卫生部中国医疗保健国际促进会授予"中国特别名医"荣誉称号。其部分独特的治疗方法被收录于《中国特技名医名录》。

尤允亚 主治医师，安徽萧县中医药学会理事，徐州道教协会大道医团队成员，加纳共和国医学科学会中华医学分会会员。多年来醉心道教医学，研究道藏及传统文化，多次赴乌兹别克斯坦及加纳共和国等地行医，广受所在国民众赞誉。精于仲景学说，深研《医宗金鉴》《石室密录》等古籍，擅长脉诊、舌诊。精通手针疗法，结合道家六字真言创立了手针呼吸导引技术，对很多疾病有立竿见影的效果。热爱公益，研制出多款外用道教丹药制剂，免费供大众使用十余年，并定期在徐州道教协会大道医仙馆为广大患者进行义诊义治服务。

吴树春 贵州兴义民间家传草医，父亲吴泽胜为当地行医 50 多年的老草医。吴树春从小跟随父亲上山识别草药，得其父真传，并深入民间收集草药良方，亲身实践研究草药多年，收获了一定经验，所写文章均为自己亲身实践所得。

魏委禾 原名魏光亮，笔名委禾，乃委致力于禾的意思，禾即本草，即致力于中医药的意思，以明其志。中医世家，先学药后行医，经历过中药的各个环节。先从师于广西名医梁先维、邱祖剑，后师承于毛以林教授。精研中医，尤精于中药。对中药鉴定、功效颇有感悟，对各种疾病亦有较深的研究。

曹本贵 湖北十堰市知名青年中医经方学者，曾系统学习黄煌、胡希恕、冯世纶、黄仕沛等多家名医学术理论，师从多位名老中医专家，深研中医经典，涉猎诸家学说，容纳经方、汉方、时方、偏方等诸多优秀传统为己所用。擅长使用经方调理体质，结合辨证辨病治疗各种疑难杂症，如感冒、咳嗽、低热、失眠、痤疮、黄褐斑、小儿咳喘、风湿、肝胆胃肠病、妇科疾病、女性体质调理备孕、高血压、糖尿病、痛风，以及肿瘤的术后调理和癌症的中医药治疗等，均有优异的疗效。

陈 浩 主治医师，现就职于成都市温江区金马镇中心卫生院，骨伤理疗科主任。2002 年毕业于成都中医药大学中医骨伤专业，2005 年毕业于成都中医药大学中西医结合专业。师从温江区名医周启明、周勇，研习中医骨伤。一直从事临床工作，经验丰富。擅长运用针灸推拿治疗颈肩腰腿痛、骨折、筋伤等疾病，以及运用火针治疗带状疱疹、扁平疣、痤疮等。

黎静萍 中医全科、主治医师，中国针灸学会会员，埋线专家委员会会员。先后在北京学习任晓艳埋线、田纪均刃针、薄志云腹针、张显成手三针。向中国埋线创始人之一的单顺老师、陆建老师及中国埋线协会会长王子明老师学习。从事针灸、埋线工作近 14 年，擅长综合调理各种肥胖病引起的多种疾病，以及对未病进行预防。对肩颈腰腿痛、肥胖、慢性胃肠炎、三叉神经痛临床疗效确切。

原向红　中西医结合执业医师，曾随针灸名家祁越老师学习针灸，后结识邓文斌老师，便一直跟随其学习经方。针对小儿口服中药比较困难的实际问题，引进透皮技术，用于一些不愿意口服中药的人群。临床中用经方治疗常见疾病，用针灸治疗一些痛证，并将六经辨证与贴敷疗法结合起来，用于治疗儿科疾病及成人胃肠疾病、疝肿、淋巴结炎等，既简单又高效，受到患者好评。

路军贞　从事儿科临床工作近 30 年，曾就职于北京中医药大学附属厦门中医院，历任多家三甲医院儿科主任，现任冬日中医"路军贞小儿推拿工作室及中医小儿外治中心"主任。将顾护小儿脾胃，扶正祛邪，安全有效作为治疗思路和原则，历年治疗累计 71 万人次。近 3 年来以中医外治、小儿推拿为主，治疗并调理患儿约 5 万人次。

欧义彪　主治中医师。曾跟随多位经方名家及针灸名家学习，潜心钻研各派经方 10 余年，善于针药并施，常以经方原方原量治疗各种常见病、疑难病症。

陈乡钱 医学硕士，毕业于福建中医药大学。高级小儿推拿师，师从福建名中医肖林榕教授、四川名中医熊芳兰。擅长应用中医经典方药并结合临床经验，治疗小儿感冒、咳嗽、过敏性哮喘、发热、咽炎、扁桃体炎、各类皮疹、腹泻、厌食、消化不良、便秘等常见儿科疾病。

王　谦 萧县中医院骨伤科主任，副主任中医师，中医世家，萧县王氏骨伤第四代传承人。现任宿州市政协委员，县政协常委，县侨联副主席，萧县中医药学会会长。2019年被评为宿州市"最美科技工作者"荣誉称号，安徽省中医骨伤专业委员会委员，在国内外发表专业性论文多篇。擅长运用中医正骨手法治疗各种骨折、脱位；中药内服外用治疗强直性脊柱炎、腰椎间盘突出症、骨坏死、颈椎病、各类骨质增生症、类风湿等；微创法治疗踇外翻、肌腱炎等，对疑难骨病的治疗有丰富的临床经验及较深造诣。

张堂江 国医网健康委员会委员，中国民族卫生协会培训部难治病研究专家委员会专家委员，中国医药教育协会特色医疗工作委员会专家委员。撰写有《中国名老中医风采（十七）》《中国名老中医风采（十八）》《国际中医药自然疗法高峰论坛》《共创新时代》《第六届难治病中医药学术研会》《中国中医疑难病博学荟萃》等十余篇。行医40余年，擅长用中药治疗脑出血后遗症、脑梗死、冠心病、风湿性心脏病、高血压性心脏病、肺心病及不育不孕症、肾病综合征等疑难杂症。

郭寿泉 主治医师。湖南省中西医结合学会疼痛分会副理事长，湖南省健康服务协会基层分会理事。擅长用正骨、针灸和传统经方等方法，治疗中老年人体虚、高血压、中风、癫痫、头痛、眩晕、失眠、痛风、风湿病、类风湿关节炎、骨质增生、颈肩腰腿痛、月经不调、痛经、乳腺增生症、更年期综合征、胃肠病、糖尿病等。

张志伟 中西医执业医师，中医执业药师。现就职于山西省朔州市朔城区中医药集团医院，师承山西省中医院名医胡兰贵教授，后拜师于广义经方创始人邓文斌门下。擅长运用经方、六经辨证等理论诊治各种疑难杂症，将所学运用于临床，从事中医内科、外科、妇科、儿科、皮肤科等多年，熟练诊治多种常见病及疑难杂症，如感冒、咳嗽、哮喘、月经不调、乳腺增生、更年期综合征、妇科炎症、失眠、皮肤瘙痒、湿疹、皮炎、颈椎病、腰痛等。

喻凤鸣 男，中西医执业医师。师承山西省中医院名老中医胡兰贵教授、新九针泰斗祁越教授，后拜师于广义经方创始人邓文斌老师门下，擅长运用经方、六经辨证等理论诊治各种疑难杂症，将所学运用于临床，多年从事于中医内科、妇科、儿科、皮肤科等。擅用针灸埋线治疗颈、肩、腰腿疼痛及过敏性鼻炎。

廖忠培 中医执业医师。在中医临床实践中先后研究出骨质增生、股骨头坏死、乙型肝炎、肝硬化、脑梗死瘫痪、椎间盘突出、慢性支气管炎、高血压、糖尿病、甲状腺功能亢进、类风湿等疾病的中药秘方，对一些常见病、多发病，如慢性咽炎、结肠炎、红斑狼疮、流行性腮腺炎、阑尾炎、小儿支气管肺炎、肢端湿毒证等，有独特疗效。为众多四处求医无助的患者带来福音，使一位又一位患者从病魔的困境中走向健康。

冯 锐 中西医结合执业医师，主治医师。自学中医，道路曲折，虽然知道《伤寒论》《内经》的重要性，但始终入不了仲景法门。苦苦寻觅，不忘初心，近年来对《伤寒论》六经辨证，尤其是三阳病的认识有一种豁然开朗的感觉，此功德归功于李阳波先生、刘力红教授、胡希恕教授的无私奉献，他们的学说为我学习《伤寒论》打开了一扇大门。

中国科学技术出版社医学分社图书书目

ISBN	书　名	作　者
名家名作		
978-7-5046-7359-6	朱良春精方治验实录	朱建平
978-7-5046-8287-1	柴松岩妇科思辨经验录：精华典藏版	滕秀香
978-7-5046-8136-2	印会河脏腑辨证带教录	徐远
978-7-5046-8137-9	印会河理法方药带教录	徐远
978-7-5046-7209-4	王光宇精准脉诊带教录	王光宇
978-7-5046-8064-8	王光宇诊治癌症带教录	王光宇
978-7-5046-7569-9	李济仁痹证通论	李济仁，仝小林
978-7-5046-8168-3	张秀勤全息经络刮痧美容（典藏版）	张秀勤
978-7-5046-9267-2	承淡安针灸师承录（典藏版）	承淡安
978-7-5046-9266-5	承淡安子午流注针法（典藏版）	承淡安
经典解读		
978-7-5046-9473-7	《内经》理论体系研究	雷顺群
978-7-5046-8124-9	新编《黄帝内经》通释	张湖德
978-7-5046-8691-6	灵枢经讲解——针法探秘	胥荣东
978-7-5046-7360-2	中医脉诊秘诀：脉诊一学就通的奥秘	张湖德，王仰宗
978-7-5046-9119-4	《医林改错》诸方医案集	甘文平
978-7-5046-8146-1	《醉花窗》医案白话讲记	孙洪彪，杨伦
978-7-5046-8265-9	重读《金匮》：三十年临证经方学验录	余泽运
978-7-5046-9163-7	《药性歌括四百味》白话讲记①	曾培杰
978-7-5046-9205-4	《药性歌括四百味》白话讲记②	曾培杰
978-7-5046-9277-1	《药性歌括四百味》白话讲记③	曾培杰
978-7-5046-9278-8	《药性歌括四百味》白话讲记④	曾培杰
978-7-5046-9526-0	《药性歌括四百味》白话讲记⑤	曾培杰
978-7-5046-9527-7	《药性歌括四百味》白话讲记⑥	曾培杰
978-7-5046-9528-4	《药性歌括四百味》白话讲记⑦	曾培杰

ISBN	书　名	作　者
978-7-5046-9529-1	《药性歌括四百味》白话讲记⑧	曾培杰
978-7-5046-9487-4	《药性歌括四百味》白话讲记⑨	曾培杰
978-7-5046-7515-6	病因赋白话讲记	曾培杰，陈创涛
978-7-5236-0013-9	《运气要诀》白话讲记	孙志文
978-7-5236-0189-1	《脾胃论》白话讲解	孙志文
临证经验（方药）		
978-7-5236-0051-1	中成药实战速成	邓文斌
978-7-5236-0049-8	用中医思维破局	陈腾飞
978-7-5046-9072-2	误治挽救录	刘正江
978-7-5046-8652-7	经方讲习录	张庆军
978-7-5046-8365-6	扶阳显义录	王献民，张宇轩
978-7-5236-0133-4	扶阳临证备要	刘立安
978-7-5046-7763-1	百治百验效方集	卢祥之
978-7-5046-8384-7	百治百验效方集·贰	张勋，张湖德
978-7-5046-8383-0	百治百验效方集·叁	张勋，张湖德
978-7-5046-7537-8	国医大师验方秘方精选	张勋，马烈光
978-7-5046-7611-5	悬壶杂记：民间中医屡试屡效方	唐伟华
978-7-5236-0093-1	悬壶杂记（二）：乡村中医 30 年经方临证实录	张健民
978-7-5046-8278-9	男科疾病中西医诊断与治疗策略	邹如政
978-7-5046-8593-3	百病从肝治	王国玮，周滔主
978-7-5046-9051-7	基层中医之路：学习切实可行的诊疗技术	田礼发
978-7-5046-8972-6	广义经方群贤仁智录（第一辑）	邓文斌，李黎，张志伟
978-7-5236-0010-8	杏林寻云	曹云松
978-7-5236-0223-2	打开经方这扇门	张庆军
临证经验（针灸推拿）		
978-7-5046-9477-5	针刀治疗颈椎病	陈永亮，杨以平，李翔，陈润林

ISBN	书 名	作 者
978-7-5046-9378-5	岐黄针疗法精选医案集	陈振虎
978-7-5046-7608-5	振腹推拿	付国兵，戴晓晖
978-7-5046-8812-5	陈氏气道手针	陈元伦
978-7-5046-9077-7	管氏针灸门墙拾贝	管遵惠，管傲然，王祖红，李绍荣
978-7-5046-9610-6	针灸治疗与解惑（典藏版）	王启才，张燕，郑崇勇，钱娟，曹雪梅
临证传奇丛书		
978-7-5046-7540-8	临证传奇：中医消化病实战巡讲录	王幸福
978-7-5046-8150-8	临证传奇·贰：留香阁医案集	王幸福
978-7-5046-8151-5	临证传奇·叁：留香阁医话集	王幸福
978-7-5046-8324-3	临证传奇·肆：中医求实	周忠海
王幸福临证心悟丛书		
978-7-5046-7207-0	用药传奇：中医不传之秘在于量（典藏版）	王幸福
978-7-5046-7305-3	杏林薪传：一位中医师的不传之秘	王幸福
978-7-5046-7306-0	医灯续传：一位中医世家的临证真经	王幸福
978-7-5046-7307-7	杏林求真：跟诊王幸福老师嫡传手记实录	王幸福
幸福中医文库丛书		
978-7-5236-0015-3	用药秘传：专病专药的独家秘要	王幸福
978-7-5236-0016-0	医方悬解：成方加减用药的诀窍	王幸福
978-7-5236-0014-6	医境探秘：成为名中医的秘诀	张博
978-7-5236-0012-2	医案春秋：老中医临证一招鲜	张博
978-7-5236-0091-7	医海一舟：必不可少的主药与主方	巩和平
978-7-5236-0158-7	临证实录：侍诊三年，胜读万卷书	张光
978-7-5236-0615-5	青囊奇术：经典方药举一反三	张博
978-7-5236-0614-8	诊籍传秘：临证各科得心应手	张博
周易医学、运气学说		
978-7-5046-8255-0	《黄帝内经》七论新编	阎钧天

ISBN	书　名	作　者
978-7-5046-8799-9	《金匮要略》经纬	阎钧天
978-7-5046-8254-3	五运六气推算与应用	阎钧天
978-7-5046-8257-4	运气伤寒临证指南	阎钧天
978-7-5046-9118-7	疫病早知道：五运六气大预测	田合禄
978-7-5046-9123-1	太极医学传真	田合禄
978-7-5046-9106-4	医易启悟	田合禄
978-7-5046-9098-2	医易生命密码	田合禄
978-7-5046-9105-7	中医运气学解秘	田合禄
中医修习录		
978-7-5046-9491-1	中医修习录（一）：古典中医哲学原理	明梁
978-7-5046-9485-0	中医修习录（二）：形神合一生命科学观	明梁
978-7-5046-9486-7	中医修习录（三）：正邪一体病理探源	明梁

致 读 者

亲爱的读者：

　　感谢您对我社图书的喜爱和支持。中国科学技术出版社为中央级出版社，创建于 1956 年，直属于中国科学技术协会，是我国出版科技科普图书历史最长、品种最多、规模最大的出版社。主要出版和发行医药卫生、基础科学、工程技术、人文科学、文化生活等多领域的学术专著和科普出版物。中国科学技术出版社·医学分社，拥有专业的医学编辑出版团队，其下的"焦点医学"是中国科学技术出版社重点打造的医学品牌。我们以"高质量、多层次、广覆盖"为宗旨，出版的医学相关图书数量众多，得到广大读者的喜爱和好评。

　　想要了解更多信息，敬请关注我社官方医学微信"焦点医学"。如果您对本书或其他图书有何意见和建议，可随时来信、来电联系！欢迎投稿，来信必复。